JOSH RICHMAN | DR. ANISH SHETH

DAS KLORAKEL

**Illustriert von
PETER ARKLE**

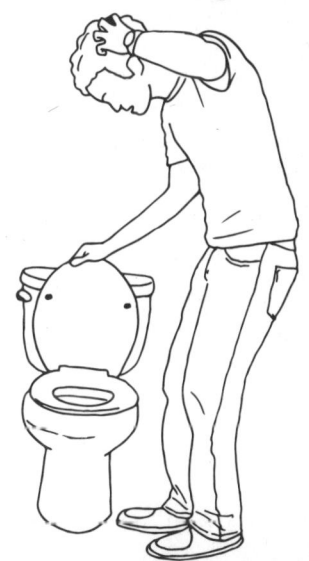

riva

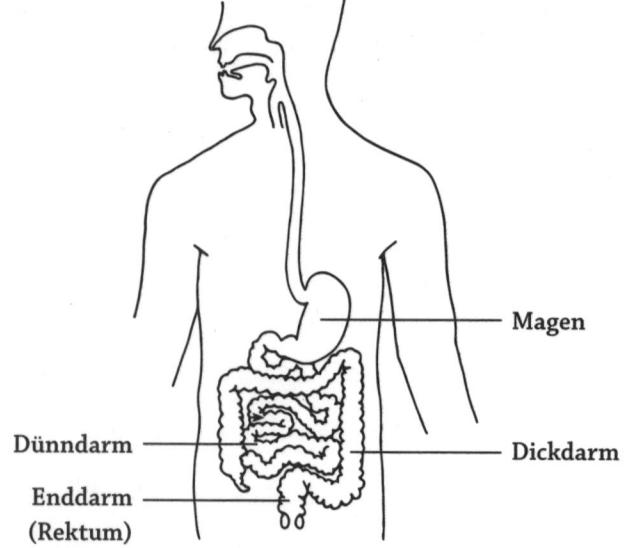

Magen

Dünndarm

Dickdarm

Enddarm
(Rektum)

INHALT

DANK

Während wir dieses Buch verfassten, stellten wir fest, wie viele unserer Freunde und Familienmitglieder Freude daran finden, das Thema Ausscheidungen bis ins kleinste Detail zu diskutieren. Besonderer Dank geht an Ben, Chad, Ross, John, Katie, Simran und an Craig, die uns an ihrer persönlichen Leidenschaft für Kacke teilhaben ließen.

An Daniel und Jay für ihre Hilfe, dass aus einer skurrilen Idee dieses Buch entstehen konnte.

An Rohan für seine nie versiegenden Anregungen.

Besonders dankbar sind wir vor allem unseren Frauen, Heather und Shilpa, die unseren seltsamen Sinn für Humor zu würdigen wussten.

EINLEITUNG

Ähnlich wie eine Schneeflocke ist jeder Stuhlgang von einzigartiger Gestalt und verdient es deshalb, mit bewundernder Wertschätzung betrachtet zu werden. Viel zu oft als nutzloser und übel riechender Abfall missachtet, hat die Scheiße seit Anbeginn der Zeit darum gekämpft, dass ihr der Respekt entgegengebracht wird, der ihr zusteht.

Obgleich ein jeder kacken muss, diktieren uns gesellschaftliche Normen, dass jedes mit Kacke verbundene Thema Privatsache sei. Der Akt an sich wird viel zu oft hastig und im Verborgenen abgeleistet. Statt sein Entspannungspotenzial zu würdigen, hat die Welt das Kacken als lästige Unvermeidlichkeit unseres täglichen Lebens gebrandmarkt. Tatsächlich wurde der Stuhl lange Zeit in ein Nebengebäude der Gesellschaft verwiesen.

Über die Erörterung der Vielfalt an Formen, Größen, Farben und Gerüchen, die unsere Kacke aufzuweisen hat, hoffen wir, das Innenleben des Magen-Darm-Traktes erklären und die wesentliche Rolle, die dem Stuhlgang für unser körperliches und seelisches Wohlbefinden zukommt, aufzeigen zu können. Man denke nur einmal an das ausgelassene Hochgefühl, das uns überkommt, wenn wir einen perfekten Haufen abgelegt haben. Obwohl dieser Zustand nicht ganz so einfach zu erreichen ist – eine solche Kackophorie vermittelt uns ein Gefühl der Ekstase, ja einer Unbesiegbarkeit, eine Empfindung, die manche mit einem perfekten Rausch verglichen haben. Athleten haben es gelernt, sich diese Kraft nutzbar zu machen, und ziehen sich vor dem Wettkampf häufig erst noch auf eine Sitzung zurück, die ihnen eine ungefährliche und legale Möglichkeit bietet, ihre Leistung bei ihrem anstehenden Auftritt zu steigern.

Wie alles andere im Leben, ist auch das Scheißen nicht immer ein Zuckerschlecken. Sicherlich hat jeder von uns schon einmal das qualvolle Gefühl eines unvollendeten Versuchs der Erleichterung verspürt, das uns überkommt, wenn uns ein harter, kieselsteinartiger Stuhlgang oder ein nicht enden wollender, sturzflutartiger Durchfall zu schaffen macht.

Im Bemühen, dem Leser oder der Leserin zu helfen, das Innenleben seines oder ihres Verdauungstrakts zu verstehen, wird dieses Buch die vielen bis heute ungelösten Geheimnisse des menschlichen Stuhlgangs entschlüsseln ...

- Warum scheinen die Klokabinen auf der Arbeit nach dem Mittagsmahl ständig besetzt zu sein?
- Was führt dazu, dass überhaupt etwas in Bewegung gerät?
- Ist es normal, das Klo dreimal täglich aufzusuchen?
- Was hat Kacke mit Zahnbürsten zu tun?
- Kann normaler Schiss wirklich auch grün sein?
- Und was hat es eigentlich mit dem Mais auf sich?

Dieses Buch will zwar in erster Linie die Scheiße aus ihrer unwürdigen Situation in der Kloake der Menschheit befreien, doch soll es auch all jene Menschen erlösen, die es bis heute nicht über sich bringen konnten, ihre Vorliebe mit anderen zu teilen. Abgesehen davon hoffen wir, dass unsere Abhandlung über Kacke wie jedes gute Buch neue Welten erschließt und frische Perspektiven zu eröffnen vermag. Schnappen Sie sich also eine Sitzgelegenheit (oder suchen Sie sich ein stilles Örtchen) und machen Sie sich bereit für die alles verändernden Antworten des legendären Klorakels.

DÉJÀ-VU-KACKE

Synonyme: *Veggie Burger, Essensreste, Maisschlange, schmuddeliger Nachschlag*

»Hab ich das zuvor nicht schon mal gesehen?« Déjà-vu-Kacke, in der Regel mit Getreide untermischt, ist wohl die bekannteste und verwirrendste Scheiße. Ein Déjà-vu-Kackhaufen ist ein Stuhlgang, der auffallend vertraut erscheinende Anteile eines vor Kurzem verspeisten Essens umfasst. Eine solche Scheiße kann eine bunte Mischung an Farben aufweisen und enthält häufig Gemüsestückchen und andere Teile, die aussehen, als gehörten sie eigentlich nicht zu dem Haufen, in dem sie vergraben sind. Haben Sie so etwas fabriziert, werden Sie sich sicher fragen, ob Sie alles gut genug durchgekaut haben oder ob Ihr Körper die Nährstoffe des Essens, das Sie vor Kurzem verschlungen haben, überhaupt verarbeiten konnte. Sicher werden Sie sich auch wundern, wieso Ihr Körper dicke Fleischbrocken und Nudelberge verdauen kann, aber offenbar Probleme mit einem harmlosen Maiskorn hat.

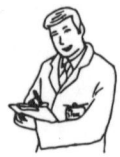 **Dr. Stuhlgang meint:** Diese »ganz natürliche« Erfahrung ist meistens dem Verzehr einer Mahlzeit geschuldet, die hohe Anteile an unlöslichen Fasern enthält. Während lösliche Ballaststoffe, die in Nahrungsmitteln wie Bohnen, Nüssen und Karotten enthalten sind, sobald sie mit Magensekreten vermischt wurden, eine gelartige Substanz bilden, durchlaufen unauflösliche Fasern, wie sie in Haferkleie (und ja, auch in Maiskolben) enthalten sind, den Magen-Darm-Trakt weitgehend unverändert. Menschen fehlen die notwendigen Enzyme, um bestimmte Komponenten von Pflanzenzellwänden verdauen zu können. Das Vorhandensein dieser unverdaulichen Rückstände in Ihren Fäkalien ist der Grund für den Eindruck einer Déjà-vu-Kacke. Der Verzehr von Nahrungsmitteln mit hohem Anteil an Ballaststoffen, wie Getreide und

Sellerie, kann den Stuhl weich und auf diese Weise den Abgang des verdauten Essens zu einem Genuss machen, der dem beim Einverleiben in nichts nachsteht.

ILLEGALE KACKE

1973 wurde ein junger Mann mit Symptomen einer Darmverstopfung in ein Krankenhaus in Toronto eingewiesen. Eine erste Röntgenuntersuchung des Unterleibs führte zu einer überraschenden Diagnose: Darmverschluss durch Dutzende von mit Haschisch gefüllten Kondomen. Dieser Fall machte das medizinische Establishment mit der internationalen Praxis der »Bodypacks« bekannt. Indem sie Leute einsetzen, die manchmal bis zu einem Dutzend mit Kokain oder mit Heroin gefüllte Latexballons verschlucken, nutzen Drogenhändler den Darmtrakt dazu, illegale Substanzen durch Grenzkontrollen zu schmuggeln.

»Bodypacker« scheinen ihren eigenen Lehrgang in Magen-Darm-Physiologie absolviert und gelernt zu haben, ihren Verdauungstrakt entsprechend ihren Bedürfnissen zu manipulieren. Diese Kriminellen nutzen ihr Wissen um den gastrokolischen Reflex, eine physiologische Situation, bei der das Vorhandensein von Nahrung im Magen eine prompte Aufwallung von Darmkontraktionen auslöst, und schaffen es auf diese Weise oft tagelang, ohne Essen auszukommen und so eine vorzeitige Ausscheidung ihrer wertvollen Schmuggelware zu verhindern. Um den Magen-Darm-Trakt darüber hinaus ruhigzustellen, nehmen die Schmuggler Medikamente wie Loperamid (Imodium) ein, die normalerweise Patienten verschrieben werden, die an schwerem Durchfall leiden.

Ein Darmverschluss kommt bei diesen Aktionen zwar gelegentlich vor, die gefürchtetste Komplikation jedoch ist das Reißen der Latexballons. Dadurch werden im Magen-Darm-Trakt tödliche Dosen von Kokain oder Heroin freigesetzt. Eine solche katastrophale

Komplikation hat häufig schon zu Schocks oder, in schweren Fällen, zum Tod geführt. Wenn Schmuggler erwischt werden, können diese Päckchen leicht mit einer Röntgenaufnahme des Unterleibs entdeckt werden. Um die natürliche Ausscheidung dieser illegalen Waren zu befördern, werden die Betroffenen (unter strenger Toilettenüberwachung) mit Abführmitteln »behandelt«.

Köttel

Die pro Tag ausgeschiedene Menge an Stuhl variiert von Land zu Land. Südasiaten zum Beispiel kacken fast dreimal so viel wie ihre britischen Pendants. Dieser Unterschied ist vor allem auf den höheren Anteil an Ballaststoffen in einem durchschnittlichen indischen Essen zurückzuführen.

MONSTERSCHISS

Synonyme: *Lincoln-Scheit, Publikumsliebling, Doppelhaufen, Fünf-Minuten-Diät*

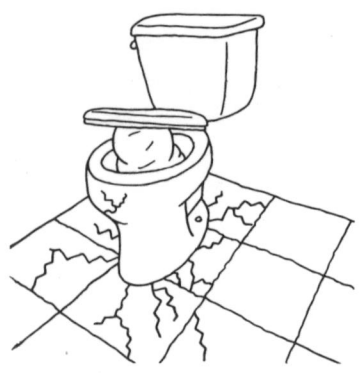

»Wie konnte bloß ein so großer Haufen aus mir herauskommen?«, werden Sie sich sicher wundern. Während Sie auf der Toilette hocken und sich heftig anstrengen, einen Kackhaufen dieser Größe abzuladen, haben Sie das Gefühl, als hätte die Scheiße in Ihren Eingeweiden die falsche Richtung eingeschlagen und versuchte nun, seitlich herauszukommen. Möglicherweise spüren Sie, während

Sie sich damit herumquälen, eine solche Masse aus Ihrem System zu entfernen, wie die Adern auf Ihrer Stirn hervortreten und Ihnen der Schweiß ausbricht. Trotz aller Strapazen wird dieser innerkörperliche Kampf so lange weitergehen, bis auch die letzte Kotladung ausgeschieden ist. Hat man sich eines solchen Doppelhaufens entledigt, hat man in der Regel das Gefühl, gerade fünf Pfund auf einmal abgenommen zu haben. Für Sekundenbruchteile schießt Ihnen vielleicht sogar durch den Kopf, Freunde herbeizurufen, damit sie Zeuge Ihrer Heldentat werden.

Auch wenn solche Haufen nicht unbedingt leicht abzuführen sind, so überkommt uns, verbunden mit einem gewissen Stolz, nach dem Hinterlassen eines Monsterschisses doch das großartige Gefühl, etwas Besonderes geleistet zu haben. Abgesehen von seinem gewaltigen Umfang, ist das charakteristischste Merkmal eines Monsterschisses seine Tendenz, über die Wasserfläche des Klos hinauszuragen. Vielleicht haben Sie ja sogar Angst, ihn hinunterzuspülen, ohne ihn zuvor mit der Toilettenbürste in kleinere Stücke zerteilt zu haben. Ungeachtet der Trennungsangst, die sich einstellen könnte, empfehlen wir, die Spülung – nachdem Sie noch einmal die Pracht Ihres Haufens genossen haben – am besten sofort in Gang zu setzen.

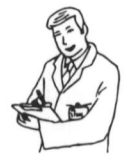 **Dr. Stuhlgang meint:** Obwohl in Studien noch kein Zusammenhang zwischen dem Schmerzgrad des Stuhlgangs und der Größe der Kackwurst nachgewiesen wurde, so ist doch bekannt, dass verschiedene Faktoren bei der Entstehung eines Haufens in Gletscherumfang eine Rolle spielen. Die »Masse« des Stuhls steht in direktem Zusammenhang mit der Menge an Ballaststoffen und Wasser, die man zu sich nimmt. Stellen Sie sich bitte einmal das aufgequollene Erscheinungsbild Ihres Lieblingsgemüses vor, nachdem Sie es über Nacht in einer Schüssel Wasser eingeweicht haben! Eine ähnliche Reaktion findet im Darm statt, wo sich lösliche Fasern und Wasser zu einer angeschwollenen Masse verbinden.

URKACKE

Das Studium von Scheiße vermittelt uns nicht nur wertvolle Informationen über den aktuellen Gesundheitszustand unseres Verdauungstrakts, sie kann auch nützliche Hinweise auf Verhaltensweisen jener Tiere liefern, die vor Jahrmillionen auf der Erde umherstreiften. Das Studium von Koprolithen, fossilierten Exkrementen, wird von Paläontologen vielfach genutzt, um die Ernährungsgewohnheiten von Dinosauriern besser zu verstehen. Die größte jemals ausgegrabene Dino-Kackwurst war in Alberta, Kanada, entdeckt worden und hatte eine Länge von rund 64 Zentimetern. Nicht beeindruckt? Dann bedenken Sie bitte, dass die T-Rex-Kacke erheblich zusammengeschrumpft war (sie hatte 65 Millionen Jahre Zeit dazu).

KACKPHORIE

Synonyme: *Heilige Scheiße, Stimmungsaufheller, der Prickler*

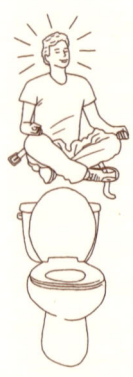

Diese Scheiße kann aus einem Atheisten einen Gläubigen machen und zeichnet sich durch das Gefühl von Euphorie und Ekstase aus, das Ihren ganzen Körper zu durchströmen scheint, sobald diese Art von Kot Ihr System verlässt. Das Hochgefühl dieser Stuhlentleerung – der Kackhaufen ist respektabel, variiert jedoch in der Form –, geht oft mit Gänsehaut oder gar ein wenig Benommenheit einher, sobald die Freisetzung der Giftstoffe abgeschlossen ist. Sie fühlen sich energiegeladen, als wären Sie gerade aus einem Schönheitsschlaf erwacht. Manche mögen einen solchen Schiss wie ein religiöses Erlebnis empfinden, andere wie einen Orgasmus, und wenige Glückliche können dabei sogar beides verspüren. Das ist die Art von Scheiße, die uns für die Zeit auf dem Klo frohgemut stimmt.

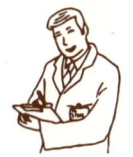 **Dr. Stuhlgang meint:** Dieses High-Sein beim Kacken ist relativ harmlos, kann jedoch bei denjenigen, die die Empfindung bewusst reproduzieren können, zu einer Sucht werden. Die Dehnung des Rektums, die sich beim Durchgang einer umfangreichen Masse an Stuhl ergibt, führt dazu, dass der Vagusnerv gereizt wird. Ergebnis ist ein Abfall der Herzfrequenz und des Blutdrucks, was wiederum den Blutfluss zum Gehirn mindert. Wenn sie schwach ausfällt, kann die Benommenheit ein Gefühl unvergleichlicher Entspannung (das »High-Sein«) bewirken. Ein stärkerer Abfall der Gehirndurchblutung kann zu einer »Stuhlgangsohnmacht« führen, einem gefährlichen Phänomen, das einen vorübergehenden Bewusstseinsverlust bewirkt (dies wird auch gerne als »Überkacken« bezeichnet).

Köttel

In altägyptischen Gräbern gab es spezielle Toilettenkammern für die Pharaonen, die sie auf ihrem Weg ins Jenseits aufsuchen konnten.

ESELSMÜTZE

Synonyme: *Kegelkopf, zugespitzte Waffel, schmaler Knaller*

Setzt ein solcher Stuhlgang ein, spannen Sie sich an und haben das Gefühl, kurz davor zu sein, wieder mal einen Monsterschiss (Seite 14 ff.) hinzulegen. Ist der Korken erst einmal herausgeflutscht und der Stuhl beginnt, Ihren Körper zu verlassen, wird das Ausscheiden vom Anfang bis zum Ende der Kackwurst exponentiell leichter. Nach Vollendung des Ganzen, während Sie auf Ihre Großtat schauen, stellen Sie fest, dass die Wurst zwar mit einem dicken Ende einsetzte, sich dann jedoch bis zu einem gewissen Grad verjüngte. Während Sie sich jetzt, da Sie den Abschiss hinter sich gebracht haben, erfrischt fühlen, fragen Sie sich, ob die anfängliche Qual und Anstrengung nötig waren. Sie sehnen sich nach einer gleichmäßigeren Kackwurst, bei der die Masse ausgeglichener verteilt ist.

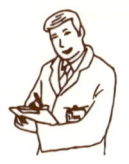 **Dr. Stuhlgang meint:** Erinnern Sie sich daran, wie Ihre Mutter zu Ihnen sagte: »Versuche nicht, jemand zu sein, der du nicht bist«? Sie hatten keine Ahnung, dass dieser weise Rat eines Tages auch für Ihre Darmentleerung gelten könnte. Die konische Erscheinungsform kommt von unserem Versuch, einen eigentlich bescheidenen Haufen Scheiße in einen langen, robusten Klotz verwandeln zu wollen (wie einst im Kindergarten, als Sie versucht haben, aus einem kleinen Klumpen Ton eine lange Schlange zu rollen). Das schmale Ende ist das Ergebnis Ihrer fortgesetzten Bemühungen und der kneifenden Bewegungen Ihres externen Analschließmuskels (das ist mit dem Versuch zu vergleichen, den letzten Rest von Zuckerguss aus einem Spritzbeutel zu quetschen).

Werden Sie zu oft von Kegelköpfen geplagt? Dann versuchen Sie einmal, sich auf dem Klo zu entspannen. Widerstehen Sie dem Drang, Ihre Unterleibsmuskeln zusammenzuziehen, um die Wurst schneller herauszudrücken. Suchen Sie sich eine ruhige, abgeschottete Toilettenkabine, in der Sie sich nicht gezwungen fühlen, die Angelegenheit schnell zu erledigen. Sind Sie trotzdem immer noch im falschen Moment zu sehr angespannt? Dann dürfen wir vielleicht die Lektüre eines guten Buchs übers Kacken empfehlen, um Ihnen beim »Lockermachen« behilflich zu sein.

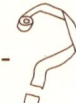

Gut zu wissen …

… dass das durchschnittliche Gewicht an pro Tag ausgeschiedener Scheiße bei 450 Gramm, einem knappen Pfund, liegt.

LEISTUNGS-FÖRDERNDES KACKEN

Synonyme: *Angstschiss, Vorbereitungsschiss, flitzender Dünnschiss, Vorglüh-Kacken*

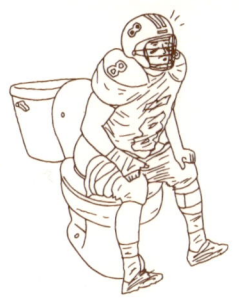

Das Vorglüh-Kacken, manchmal absichtlich provoziert, manchmal aber durch Nervenreize ausgelöst, ist sowohl bei Leistungssportlern als auch bei Leuten, die wegen eines bevorstehenden Vortrags unter Druck stehen, die Regel. Mitten in deiner Darbietung oder im entscheidenden Moment einer

Verkaufspräsentation eine Pause machen zu müssen, mögen Sie sich lieber nicht vorstellen, und kein Schiedsrichter wird eine Spielunterbrechung pfeifen, damit Sie kacken gehen können. Mit leeren Eingeweiden können Sie schneller rennen und höher springen. Desgleichen wird das Nichtvorhandensein von Stuhl in Ihrem Dickdarm Ihre Darbietung knackiger werden lassen und Ängste vor einem ungeplanten Boxenstopp oder einer lauten Emission von Gasen mindern. Ein ungeplanter leistungsfördernder Schiss ist häufig von flüssigerer Konsistenz als der eines geplanten Abkackens. Auch wenn diese Scheißereien nicht an die Erhabenheit manch anderer heranreichen, so ist doch ihr Timing von entscheidender Bedeutung.

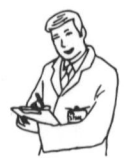 **Dr. Stuhlgang meint:** Die Auswirkungen von Stress auf den Verdauungstrakt sind allgemein bekannt. Allerdings wurde erst vor Kurzem entdeckt, dass dieses stressbedingte Rumoren im Unterleib und der damit verbundene Drang, den Darm entleeren zu wollen, nicht nur übers Hirn signalisiert werden, sondern auch durch Hormone und

Neurotransmitter, die in den Gedärmen freigesetzt werden. Das Darm-Nervensystem ist ein komplexes Geflecht von Nervensträngen, das in seiner Fähigkeit, das Verdauungssystem regulieren zu können, bemerkenswert unabhängig ist. Dr. Michael Gershon, Professor an der Columbia University, zeigte die Autonomie unseres »zweiten Gehirns« eindeutig anhand des Dickdarms eines Meerschweinchens auf. Nachdem er den Dickdarm chirurgisch aus dem Meerschweinchen entfernt hatte, demonstrierte er, wie ein am einen Ende des Darms eingeführtes Kügelchen koordinierte Darmkontraktionen verursachte, die dazu führten, dass das Kügelchen kurz darauf am anderen Ende ausgeschieden wurde. Dies bestätigt die Vermutung, dass Ihr Magen-Darm-Trakt seinen eigenen Kopf hat!

DIE ENERGIE VON KACKE

- Im Wilden Westen verfeuerten die Siedler zum Heizen getrockneten Büffelmist.
- Im ländlichen Indien formen die Menschen Kuhdung zu runden Scheiben und

drücken ihn zum Trocknen an Wände. Sobald die Kackfladen durchgetrocknet sind, fallen sie von den Wänden und können verheizt werden. Fast ein Viertel des von den heiligen Kühen produzierten Dungs wird in Indien als Brennstoff verbraucht.

- Wenn du die Toilettenspülung betätigst, gelangt deine Kacke ins Abwassersystem und landet in einer Kläranlage. Dort fermentiert sie zu Biogas, und Biogas kann auch ein Rohstoff zur Energiegewinnung sein. Als Biogas wird üblicherweise ein Gas bezeichnet, das durch anaerobe Gärung oder Fermentierung organischer Stoffe produziert wird. Zu diesen Stoffen gehören Mist, Klärschlamm, Siedlungsabfall oder jedes andere unter sauerstofffreien Bedingungen biologisch abbaubare Ausgangsmaterial. Biogas setzt sich vor allem aus Methan und Kohlendioxid zusammen. Würde das Biogas einer Kläranlage ent-

nommen und dazu genutzt, eine Brenn-
stoffzelle zu betreiben, könnte die Kacke
jedes Menschen pro Tag fast zwei Watt
Elektrizität erzeugen.

- Da wir zunehmend dafür sorgen müssen,
  unsere Energieversorgung zu sichern und
  unsere Abhängigkeit vom Öl zu beenden,
  haben sich manche für eine Steigerung der
  Verbrennung von menschlichem und tieri-
  schem Kot als alternative Energiequellen
  ausgesprochen. Ideale Kacke wird zwar oft
  als weich und feucht beschrieben, doch für
  die Energieproduktion sind durchgetrock-
  nete, knochenharte Ausscheidungen am
  besten geeignet. Ausgetrocknete Scheiße
  ist aufgrund ihres niedrigeren Wasser-
  gehalts effizienter, da ihre Verarbeitung
  weniger Energie verbraucht als Kot, dem
  vor der Verfeuerung das Wasser entzogen
  werden muss (normaler menschlicher
  Stuhl besteht zu 90 Prozent aus Wasser).

SCHWIMMER VS. SENKBLEI

Synonyme: *Flugzeugträger vs. Unterseeboot, Boje vs. Anker*

Eine der rätselhaftesten Eigenschaften von Kacke ist die Neigung mancher Würste, zu schwimmen, während andere in den Tiefen der Kloschüssel versinken. Ob groß oder klein, braun oder schwarz, unmöglich vorherzusagen, ob eine Kackwurst sich als Schwimmer oder als Senkblei erweisen wird, bevor sie im Wasser aufschlägt und sich dort niederlässt. Der Schwimmer hat den eindeutigen Vorteil, keine Bremsspuren (siehe Seite 45) in der Schüssel zu hinterlassen. Es gibt allerdings bekanntermaßen störrische Schwimmer, entfernte Cousins der Déjà-vu-Kacke (Seite 9–13), die trotz mehrfacher Spülung immer wieder auftauchen.

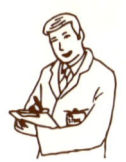 **Dr. Stuhlgang meint:** Zwei Bestandteile sind der Grund dafür, dass Stuhlgang auf der Oberfläche des Toilettenwassers treibt: Gas und Fett. Schwimmer kommen in der Regel zustande, wenn Sie am Vortag noch einen vierten Burrito oder eine zweite Portion Chili verschlungen haben. Ist Gas der Übeltäter, werden Sie sicher schon festgestellt haben, dass Sie öfter als sonst furzen mussten. Wenn Sie ein, zwei Tage hintereinander Schwimmer produzieren, besteht kein Grund zur Beunruhigung.

Faulig riechender (und damit meine ich richtig übel stinkenden) Stuhl ist schon besorgniserregender. Dies deutet gewöhnlich auf Fett im Stuhl. Das ist nie normal und kann mit einem Problem im Verdauungstrakt zu tun haben, bei dem in der Regel die Bauchspeicheldrüse oder die Leber eine Rolle spielen. Bauchspeicheldrüse, Leber und Galle tun sich gewöhnlich zusammen und helfen dem Körper, das Fett, das wir konsumieren, zu verdauen. Erkranken diese Organe, durchläuft Ernährungsfett den Magen-Darm-Trakt weitgehend unverdaut, und das führt dann zur Bildung von schwimmendem, »Ölschlamm«-artigem Stuhl.

Gut, zu wissen

Die hartnäckigsten Schwimmer scheinen der Schwerkraft zu widerstehen und denken auch nach mehrfacher Spülung nicht daran, unterzugehen. Derart störrische Kackwürste können Sie einfach dadurch beseitigen, indem Sie den Spülkasten mit mehr Wasser versorgen, um Ihre Hinterlassenschaft mit mehr Wucht wegzuspülen.

BOHNEN, BOHNEN, JE MEHR BOHNEN DU ISST ...

Venezolanische Forscher haben genmanipulierte Bohnen entwickelt, die weniger Blähungen verursachen. Indem sie die Bohnen mit zwei Arten von Bakterien untermischten, fanden sie heraus, dass Ratten 88 Prozent weniger Raffinose, ein Gase bildendes Gemisch, aufwiesen. Bleibt die Frage, ob solche Bohnen in einem Burrito gut schmecken. Skeptiker sagen voraus, dass diese Bohnen ein strengeres Aroma annehmen, das dem von Sauerkraut und Sauerteigbrot ähnelt, Nahrungsmitteln, die einen ähnlichen Vorgärungsprozess durchlaufen.

Sie sind nicht wild auf säuerlich schmeckende Bohnen? Dann lassen Sie sich Hülsenfrüchte nach alter Art schmecken und schlucken Sie dazu ein bisschen Alpha-D-Galactosidase, einen aktiven Bestandteil, der in gasreduzierenden Mitteln enthalten ist. Dieses Enzym verdaut die sonst unverdaulichen Polysaccharide bereits weit oben im Verdauungstrakt und verhindert so ihren Durchgang bis in den Dickdarm, wo jene gefräßigen, gasbildenden Bakterien hausen.

NAHRUNGSMITTEL, DIE GASE BILDEN

- Bohnen
- Gemüse wie Brokkoli, Kohl, Rosenkohl, Zwiebeln, Artischocken und Spargel
- Früchte wie Birnen, Äpfel und Pfirsiche
- Vollkorn
- Softdrinks
- Milch
- Sorbitol (wird als Zuckerersatz in Diätkost verwendet)

NAHRUNGSMITTEL MIT HOHEM ANTEIL AN BALLASTSTOFFEN (DEM HÖCHSTEN ANTEIL AN FASERN)

- Vollkorn
- Gemüse (Erbsen, Artischocken, Rosenkohl, Rüben)
- Früchte (Birnen, Feigen, Blaubeeren)
- Gemüse (Linsen, schwarze Bohnen)
- Nüsse (Mandeln, Pistazien)

BRAILLE-KACKE

Synonyme: *Baby Ruth, Stachelschwein, Rocky Road*

Trotz der Tatsache, dass jede Scheiße den gleichen Weg durch den Magen-Darm-Trakt nimmt, bevor sie in der Kloschüssel zur Ruhe kommt, können individuelle Stuhlgänge markant unterschiedliche Beschaffenheiten aufweisen. Während manche Kackwürste glatt und geschmeidig sind, nehmen andere eine eher kantige und unebene Form an. Braille-Kacke kann an ihrer rauen und ungleichmäßigen Struktur erkannt werden. Beim Durchlauf solch ungleichmäßigen Stuhls schießt Ihnen vermutlich die Frage durch den Kopf, was der Grund für die Schlaglöcher in Ihrem Kot sein mag und warum die Würste nicht genauso schön glatt sein können wie andere zuvor. Aber so, wie man hinnehmen muss, dass es nicht nur gut asphaltierte Straßen gibt, sondern auch welche mit Schotter oder Kopfsteinpflaster, kann auch die Oberflächenbeschaffenheit des Stuhlgangs ziemlich variieren.

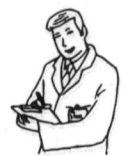 **Dr. Stuhlgang meint:** Ein solches Gemisch an Scheiße scheint einem »Nachholeffekt« geschuldet zu sein. Die Verlangsamung des Darmdurchlaufs ermöglicht es Verdauungsresten verschiedener Mahlzeiten, später einen bunt gemischten Brei aus Stuhl zu formen. Anders ausgedrückt: Das Schinken-Käse-Sandwich, das Sie zu Mittag gegessen haben, trifft auf das Rührei vom Frühstück, das Steak vom Essen am Abend zuvor usw. Die Reste vergangener Mahlzeiten zu identifizieren, kann eine sowohl herausfordernde wie auch eine vergnügliche Angelegenheit sein. Im Unterschied zur Déjà-vu-Kacke (Seite 9–13), bei der die Essensreste in der Scheiße im Wesentlichen unverändert identifiziert werden können, ist bei der Braille-Kacke eine sorgfältige Untersuchung von Farbe, Struktur und auch gelegentlich des Geruchs angebracht, um die einzelnen Bestandteile richtig zu identifizieren.

Köttel

Studien an gesunden Menschen haben große Unter-schiede im Hinblick auf die Häufigkeit des Stuhlgangs offenbart. Die heute als »normal« akzeptierte Band-breite reicht von drei Stuhlgängen pro Tag bis zu drei-en pro Woche.

CHINESISCHER STERN

Synonyme: *Tortilla-Chip, Eisberg, Glasscherbe, Rätselkacke*

Die prägende Eigenschaft dieser Kacke ist das beim Absondern der Scheiße aus dem Körper unerträglich schmerzhafte Gefühl, als würde Ihr Rektum von innen heraus auseinandergerissen. Diese ätzende Qual begründet sich in der Regel darin, dass Sie ein besonders hartes, kantiges Stück Scheiße herausgedrückt haben. Manchmal kann das Aussehen dieses Stuhls Verunsicherung auslösen. Noch während wir unsere Tränen zurückhalten, schauen wir sogleich bewusst das an, was uns so gequält haben könnte. Unsere zunehmende Verärgerung löst sich jedoch in Luft auf, nachdem unser Blick auf das Wasser bloß ein kleines, harmlos aussehendes Stück Kot identifizieren kann, das friedlich am Grunde der Kloschüssel liegt.

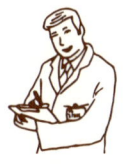 **Dr. Stuhlgang meint:** Sollte das rektale Unbehagen bleiben, obwohl Sie sämtliche Glas enthaltenden Gegenstände aus Ihrem Essen entfernt haben, könnten Sie eine Analfissur haben. Eine Analfissur ist ein Riss in der Haut des Analschließmuskels, der sich meist dann auftut, wenn Sie ein außergewöhnlich hartes Stück Scheiße herausgedrückt haben. Der Riss in der Muskelhaut verursacht (ähnlich wie bei jedem beliebigen Muskelkrampf) Krämpfe des inneren Analschließmuskels und kann dazu führen, dass Sie beim nächsten Kacken das Gefühl haben, Sie würden Rasierklingen scheißen. Heilen können Sie das mit lokal verwendbaren Anästhetika, Stuhl aufweichenden Mitteln und Sitzbädern.

RAMBOSCHISS

Synonyme: *Uh-Oh, Schokoeis mit Erdbeersoße, neapolitanische Kacke*

In seltenen Fällen schauen Sie auf Ihre Hinterlassenschaft und entdecken Spuren von Blut. Trotz des lockeren Umgangstons dieses Buchs (und des witzigen Namens dieser Scheiße) gibt's da nichts zu lachen. Eine solche Kacke könnte verschiedene ernste Probleme als Ursache haben, entsprechend sollten Sie einen Arzt konsultieren.

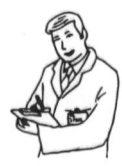**Dr. Stuhlgang meint:** Glücklicherweise gibt es auch viele ungefährliche Gründe für Blut in der Kloschüssel, zum Beispiel Hämorriden, Divertikulose und arteriovenöse Missbildungen (anormale Blutgefäße, die leicht bluten). Bevor Sie also überreagieren, denken Sie mal darüber nach, was geschieht, wenn Sie ein paar Tropfen Lebensmittelfarbe in einen Eimer mit Wasser geben. Auf ähnliche Weise können ein paar Tropfen Blut

deine Toilette in eine große, unerwünschte Schüssel Fruchtpunsch verwandeln.

Oft übersehen wird, dass auch allzu heftiges Abwischen, durch das ein wenig Blut auf den ollen braunen Seestern tropft, der Grund für die blutige Überraschung sein kann. In diesem Fall denken Sie einmal über Yoga, Sport oder irgendein neues Hobby als alternativen Stressabbau nach. Ein Wechsel zu weicherem Klopapier wäre ebenfalls vernünftig.

Wie auch immer – der gefürchtetste Grund für Blut im Stuhl ist Darmkrebs. Aufgrund der Ernsthaftigkeit einer solchen Erkrankung sollte jeder neuen Sichtung von rötlichem Stuhl oder blutigem Toilettenwasser unbedingt ein Besuch bei Ihrem Hausarzt folgen. In den meisten Fällen einer gastrointestinalen Blutung wird eine Darmspiegelung durchgeführt, um das Innere des Magen-Darm-Trakts sehen und die Quelle der Blutung ausfindig machen zu können.

Köttel

Eine der am meisten besorgniserregenden Komplikationen einer entzündlichen Darmerkrankung ist die Herausbildung von Fisteln, krankhaften Verbindun-

gen zwischen dem entzündeten Darm und den ihn umgebenden Unterleibsorganen. Solche atypischen Kanäle werden oft entdeckt, wenn Stuhl den Körper über so ungewöhnliche Partien wie die Bauchdecke entzündet. Bildet sich eine Verbindung zwischen den Därmen und der Blase heraus, kann es vorkommen, dass ein Patient über »austretenden Stuhl« beim Urinieren klagt! Früher mussten Fisteln operativ behandelt werden, doch heute kann die Einnahme wirkstarker entzündungshemmender Medikamente zu einer erfolgreichen Auflösung dieser anormalen Verbindungen führen.

NUMMER DREI

Synonyme: *Arschpisse, Flüssigkacke, Dünnschiss, Öl-pfütze, Hershey-Spritzer, Montezumas Rache, Schoko-donner, Diarrhö, Operation Marinierung, Operation Evakuierung, die Hunde loslassen, der Nil, Kackein-topf, Schokoladensmoothie, Soßenschiss, Vögel fliegen über Winter in den Süden, Rektum-Stromschnellen, es regnet Scheiße, Kacksaft, Kot-Tee*

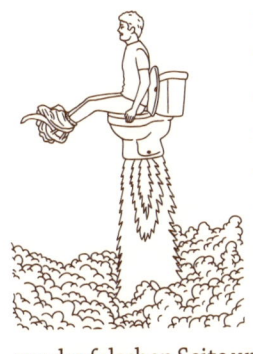

Obgleich Sie wissen, dass Sie sich für diese Abschei-dung Ihres Hinterns hinset-zen müssen, tritt Nummer drei in flüssiger Form aus und hat wenig bis gar keine Form. Wenn Sie einen sol-chen Schiss ablassen, haben Sie das Gefühl, Sie würden aus der falschen Seite urinieren. Ein Nummer drei ist oft eine heftige Entladung, für die es manchmal nur eine kurze Vorwarnung gibt und die häufig von gi-gantischen Gasemissionen begleitet wird. Haben Sie den plötzlichen Ausbruch kommen gefühlt, bleibt Ihnen nur kurz die befriedigende Erleichterung, es rechtzeitig zur Toilette geschafft zu haben. Stattdessen fühlen Sie sich nun ganz elend, weil es überhaupt zu einer Nummer drei gekommen ist. Die Explosivität ist so gewaltig, dass sie oft braune Spritzer auf der Unterseite des Klodeckels hinterlässt. Manchmal spritzt es so wüst, dass Sie sogar Hinterlassenschaften von Ihren Arschbacken beseitigen müssen. Eine Nummer drei ist kein Vergnügen.

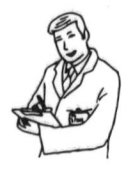 **Dr. Stuhlgang meint:** Um die Nummer drei erklären zu können, muss man die Faktoren verstehen, die für die Produktion des prototypischen halbfesten Nahrungsbreis verantwortlich sind. Die erhoffte Konsistenz des Stuhls entsteht durch ein ausbalanciertes Gleichgewicht von fließender Sekretion/Absorption und intestinaler Durchlaufzeit. Störungen in diesem System können mit den Extremsituationen des Stuhl-Erlebens enden: von darmsprengender Verstopfung bis zu sturzflutartigem, wässrigem Durchfall. Die Nummer drei hat zwei Hauptursachen: Infektionen des

Magen-Darm-Trakts und Verdauungsstörungen. Ungewollter Verzehr von Bakterien, Viren oder Giftstoffen in halb garem Fleisch oder wochenaltem Kartoffelsalat führt dazu, dass der Dünndarm große Mengen von Flüssigkeit in den Verdauungstrakt absondert. Diese Sintflut an Flüssigkeit, verbunden mit flottem Darmdurchlauf (vergleichbar mit Stromschnellen der Kategorie fünf), endet mit der Zufuhr großer Mengen an Flüssigkeit ins Rektum. Eine Cholerainfektion ist das schlimmste Beispiel dieser Physiologie. Ein durch diese Krankheit verursachter Durchfall wird klassisch als von reiswasserartiger Konsistenz beschrieben und führt schnell zu einer lebensbedrohlichen Austrocknung.

Eine gestörte Verdauung ist die zweite mögliche Ursache von Nummer drei. Diese Diagnose kommt in Betracht, wenn die Explosivität des Stuhlgangs besonders heftig ist. Bei Personen, die unter Laktoseintoleranz leiden, führt die Aufnahme von Milcherzeugnissen zur Produktion erheblicher Mengen an Gas und flüssigem Stuhl. Wenn es relativ schlimm kommt, kann die Ausscheidung solcher »Inhalte unter Druck« der Grund dafür sein, dass Ihre Lebensgefährtin oder Ihr Lebensgefährte in Deckung geht.

WEITREICHENDE BOMBE

Glücklicherweise scheiden wir unseren Stuhl nur selten auf unkontrollierte und heftige Art und Weise aus. Diese Explosion von Gas und Flüssigkeit tritt fast immer nur im Rahmen einer Magen-Darm-Infektion auf. Unsere Fähigkeit als Spezies jedenfalls, unsere Scheiße willentlich auch nur ein paar Zentimeter weit hinauszuschießen, ist arg begrenzt (na los, probieren Sie es). Man vergleiche dieses Defizit nur mal mit den Kackgewohnheiten der Raupe des *Urbanus proteus*, eines amerikanischen Tagfalters, die ihren Stuhl mehr als 1,50 Meter in die Luft schleudern kann! Auch wenn dies nur als Verteidigungsmechanismus gegen Raubtiere gedacht ist, die der Raupe über ihre Exkremente nachspüren – dieses bemerkenswerte Kunststück entspräche einer Entfernung von mehr als 60 Metern, die ein Durchschnittsmensch, wollte er oder sie die gleiche Leistung erbringen, die Scheiße fliegen lassen müsste!

DER STREIF

Synonyme: *Bremsspur, Hershey Highway, Rennauto-Streifen, Markierungsstreifen*

Der Streif, landläufig eher auf Joe DiMaggios 1941 aufgestellten, offenbar unschlagbaren Rekord von Hits in 56 Baseballspielen hintereinander bezogen, hat sich als Begriff durchaus auch in der Welt der Scheiße einen Platz erobert. Der Streif ist das Überbleibsel einer kurz zuvor erledigten Kackerei und erscheint in der Regel als dünne, braune Schliere, die sich mitten in der Kloschüssel bis in deren Tiefe zieht. Manche der Streifen hüten ihr Vermächtnis und bleiben nach ihrer erstmaligen Hinterlassung in der Toilette auch trotz mehrfacher Spülung sichtbar. Das Erscheinen eines Rennstreifens am Grunde der Schüssel ist ein höchst unwillkommenes Zeichen für alle Möchtegern-Scheißer, vor allem für die Gäste einer Party bei Freunden. Unsere erste Reaktion besteht in der Regel zwar darin, den Schöpfer des Streifs zu verfluchen, doch sollte man zur Kenntnis nehmen, dass der rechtmäßige Eigentümer dieses Schokofadens eher nichts von seiner Existenz ahnt. Diese Ignoranz ist dem Umstand zuzuschreiben, dass der Streif erst nach Abschluss der Spülung sichtbar wird. Um sicherzugehen, dass Sie keine Kackspur hinterlassen, die auf Sie verweist, sollten Sie nach der Spülung stets einen Blick in die Schüssel werfen, ob vielleicht ein erneuter Spülgang notwendig ist.

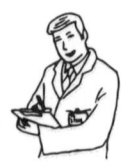 **Dr. Stuhlgang meint:** Auf einen solchen Streif kann man zwar nicht besonders stolz sein, Grund zur Sorge ist er aber nur selten. Das Auftreten des Streifs ist eigentlich unvorhersehbar, und es gibt auch keine Belege dafür, dass bestimmte Nahrungsmittel für die klebrige Natur solchen Stuhls verantwortlich sind. Ein potenziell beunruhigendes Szenarium, das mit dickem, klebrigem Stuhl einhergehen könnte, sind Blutungen im oberen Magen-Darm-Trakt. In diesem Fall stammt das Blut vom obersten Ende des Trakts (zum Beispiel aus dem Magen) und wird im Verlaufe seines Durchlaufs durch die Eingeweide in einen dicken, teerigen Stuhl verwandelt, der in der Regel pech-

schwarz ist und extrem faulig riecht. Eine drama-
tische Veränderung in der Farbe des Stuhls (ent-
weder zu Schwarz oder zu Rot) kann oft das erste
Anzeichen für eine ernst zu nehmende Blutung im
Magen-Darm-Trakt sein.

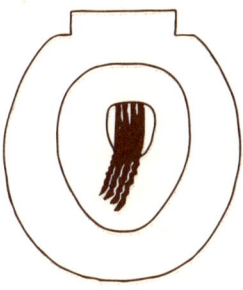

SCHLEICH-ANGRIFF

Synonyme: *Überfall-Scheiße, Schokoüberraschung, Der-Teufel-ist-los, Schurz*

Trotz unserer Bereitwilligkeit, »ins Reine zu kommen«, haben wir in diesem bösen Spiel rausschießender Scheiße alle schon mal zu viel gewagt und verloren. Wir erhoffen uns eine Dreier-Sieben, doch dann kommen leider nur lauter Einsen. Meist beginnt es mit dem unangenehmen Gefühl, dass es im Darm rumort und sich Gase bilden. Im Glauben, dass ein schnelles und verstohlenes Ablassen von Gas zur so sehr gewünschten Erleichterung führt, setzt man zu einer Luftentleerung an. Gelegentlich jedoch enthält der erwartete Furz mehr als nur Gase und wird von einer flüssigen Schmiere an Scheiße begleitet. Abgesehen von den Flecken in der Unterwäsche, folgen Ihnen die stinkenden Überbleibsel dieses Schleichangriffs auf Schritt und

Tritt, bis Sie die erforderliche Reinigung vorgenommen haben, welche in der Regel in Form eines hastigen Durchwaschens im Handwaschbecken der Toilette erfolgt. Sollten Sie Opfer eines solchen Schleichangriffs werden, empfehlen wir, sofort für eine gründliche Reinigung zu sorgen. Oft kann das bedeuten, dass Sie die Unterwäsche wegschmeißen und für den Rest des Tages ohne herumlaufen müssen. Eine erfrischende Dusche wird alle verbliebenen Reste dieser unerwünschten Überraschung – sowohl die physischen wie die psychischen – beseitigen.

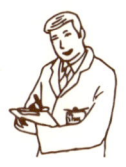 **Dr. Stuhlgang meint:** Diese Fäkalüberraschung ist auf das Vorhandensein von flüssigem Stuhl im Rektum zurückzuführen, der Vorkammer, in der die Scheiße lagert, bevor sie ausgeschieden wird. Eine Aufblähung des Rektums (durch Stuhl oder Luft) verursacht den Drang, die Inhalte des Rektums zu entleeren. Normalerweise kann fester Stuhl leicht in dieser Gruft zurückgehalten werden, doch in Zusammenhang mit merk-

lichem wässrigen Durchfall kann Stuhl versehent-
lich entweichen, sobald sich der Afterschließmuskel
öffnet, um Gas freizulassen.

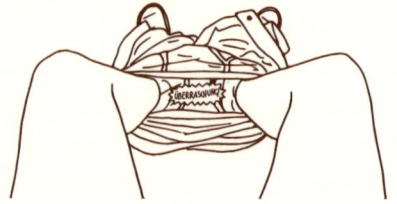

SOFTEIS

Synonyme: *Fettsack, Häufchen spielen, Kuhfladen, septisches Gesicker*

Diese feste, doch formlose Scheiße, kompakter als Durchfall, aber weicher als normale Kacke, entweicht in sanfter, stetiger, fließender Bewegung. Das mühelose Herausflutschen verschafft Ihnen das Gefühl, der Stuhl würde sich als flüssig herausstellen, doch nach getaner Arbeit sind Sie in Anbetracht seiner eher zusammenhängenden Konsistenz angenehm überrascht. Dieser Typ Scheiße, der sich ja doch um einiges von einer zylindrischen Form entfernt zeigt, sieht Kuhfladen ziemlich ähnlich. Haben Sie einen solchen Haufen in einer Kloschüssel hinterlegt, wäre er leicht mit einer Portion Softeis an einem heißen Sommertag zu verwechseln (wäre da nicht der Gestank, der den entscheidenden Unterschied ausmacht). Diese Art Kacke ist manchmal Vorbote oder letztes Stadium vor einer richtigen Darmstörung.

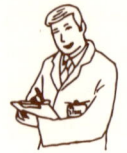 **Dr. Stuhlgang meint:** Die flüssige Konsistenz des Stuhls kann zeitweilig sein und variiert häufig von einem Stuhlgang zum nächsten. Sollte es sich nur um eine kurzzeitige Erscheinung handeln, hat solche mittelweiche, mit Magen-Darm-Krämpfen einherkommende Kacke ihren Grund in schlecht absorbierten Nahrungsmitteln. Während Substanzen wie Fruktose (in Säften und Limonaden enthalten) und Sorbitol (in zuckerfreien Kaugummis) zunehmend dafür verantwortlich gemacht werden, liegt die verbreitetste Ursache von »Softeis« in einer Laktoseintoleranz.

Laktoseintoleranz – das Unvermögen, den größten Teil des in Milch enthaltenen Zuckers verdauen zu können – ist ein weltweit bemerkenswert stark verbreitetes Leiden, insbesondere bei bestimmten ethnischen Gruppen. Asiaten und Afroamerikaner haben eine Laktoseintoleranz-Rate von fast 80 Prozent. Laktase, das für den Abbau von Laktose verantwortliche Enzym, ist ausschließlich im Dünndarm nachweisbar und wird durch eine Vielfalt von

Bedingungen beeinträchtigt. Während die meisten Menschen mit Laktoseintoleranz einen genetisch bedingten Mangel an Laktase haben, können auch Umstände wie eine entzündliche Darmerkrankung, die den Dünndarm schädigt, den Spiegel des Laktase-Enzyms senken. Sind Sie laktoseintolerant, aber gierig auf einen extra dicken Milchshake? Dann versuchen Sie es mal mit einer ergänzenden Dosis von Pillen mit Laktase-Enzymen, um eine solche Fuhre abbauen zu können. Es gibt auch noch eine weitere Möglichkeit, sich, falls Sie unter Laktoseintoleranz leiden, die Freude an Ihrem Frühstücksmüsli zu erhalten: Nehmen Sie dafür Sojamilch, die auch noch den Vorteil hat, Ihrer Mahlzeit Proteine zuzuführen.

Wenn Sie wissen, dass Ihr »Softeis« nichts mit Laktoseintoleranz zu tun hat, sollten Sie Ihren Arzt fragen, ob Sie möglicherweise kein Gluten vertragen, denn dann sollten Sie Nahrungsmittel meiden, die Gluten enthalten. Gluten – Klebereiweiß – ist in Getreide wie Weizen, Roggen und Gerste enthalten, und wenn es von Menschen, die darauf empfindlich reagieren, verzehrt wird, löst das eine Immunreaktion aus, die den Dünndarm schädigt. Krampfartige Unterleibsschmerzen, wässriger Durchfall und die mögliche Entwicklung eines Eisenmangels (Anämie) sind bei Erwachsenen verbreitete Symptome einer solchen Verfassung. Diagnostiziert werden kann dies durch Bluttests und eine Endoskopie des oberen Verdauungstrakts. Behandelt werden muss dieses Leiden dann durch den Ausschluss jeglichen Glutens in der Nahrung der betroffenen Person.

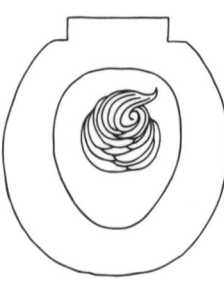

In den meisten Fällen jedoch verlangt diese Form von Stuhlgang keine besondere Behandlung. Es genügt schon, wenn Sie mehr Ballaststoffe zu sich nehmen, um dem Stuhl die gewohntere Konsistenz zu geben.

KACKE IM REICH DER TIERE

- Kaninchen können täglich mehr als 500 Köttel produzieren.
- Pferde scheißen rund zehn Pfund an Dung, oft in einem Rutsch.
- Gänse kacken im Durchschnitt alle zwölf Minuten.
- Bären scheißen während ihres Winterschlafs überhaupt nicht. In ihrem Körper bilden sie einen inneren Pfropfen aus Fäkalien und Haaren, der sie davor bewahrt, im Schlaf zu kacken.

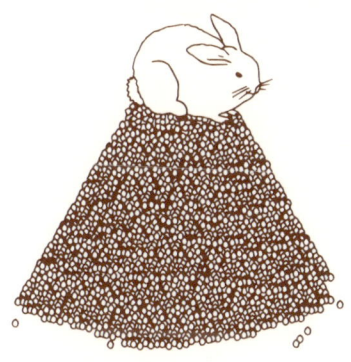

T.N.S.S.

Synonyme: *Die Rache der Kacke, der Morgen danach, Scham-Scheiße, knospender Schlamm, Bierschiss*

Ein T.N.S.S. ist ein Tag-nach-dem-Saufen-Stuhl. Nach einer langen Partynacht wachen Sie am nächsten Morgen möglicherweise mit einem Kater und einem rumorenden Magen auf. Egal ob Sie als persönliche Heilkur auf ein fettiges Mahl, einen Milchshake, eine Bloody Mary oder auf ein Famili-

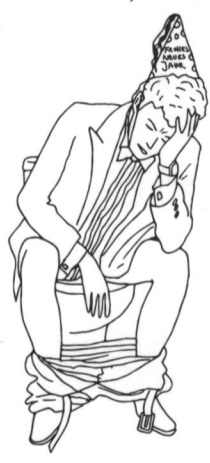

enelixier schwören, Ihr Körper muss sich von den Giften reinigen und sich von den Genüssen des vorangegangenen Abends erholen. Ein T.N.S.S. kommt oft in halbfestem Zustand daher und wird manchmal von einem Unwohlsein im Magen begleitet. Das auffälligste Merkmal eines T.N.S.S. ist die Schleifspur, die er nach der Spülung in der Kloschüssel hinterlässt, sowie ein unverkennbarer Geruch nach Kneipe. Je mehr Sie am Vorabend getrunken haben, desto mehr T.N.S.S. müssen Sie entsorgen, um sich langsam wieder besser zu fühlen. In der Regel deutet bereits Ihr zweiter T.N.S.S. des Tages an, dass Ihre Erholung Fortschritte macht.

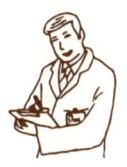 **Dr. Stuhlgang meint:** Der Durchfall, den Sie am Morgen danach erleben, ist auf die stimulierende Wirkung des Ethanols auf die Darmbeweglichkeit zurückzuführen: Im Grunde bringt es die Därme auf Vollgas, sodass die Inhalte schneller durchlaufen. Das belässt Ihrem Dickdarm weniger Zeit, Wasser zu absorbieren, und führt zu einem Übermaß an wässrigem Stuhl. Gelegentlich kann die erhebliche Menge an Kohlehydraten in alkoholischen Getränken Ihre Verdauungsenzyme überfordern und indirekt Durchfall verursachen.

KATERSTIMMUNG

1. Dunklere Alkoholika (Tequila, Brandy, Wein) verursachen eher einen Kater als hellere Schnäpse (Rum, Gin, Wodka).

2. Über einen Kater helfen Wasser trinken, die Einnahme von Vitamin B_6 und eventuell auch Medikamente hinweg, die die Produktion von Prostaglandin hemmen (wie zum Beispiel Ibuprofen).

GRÜNER KOBOLD

Synonym: *Algenstuhl*

Der – glücklicherweise selten auftretende – grüne Kobold ist eine Explosion von faulig riechendem Durchfall, der sich durch seinen viridiangrünen Farbton auszeichnet. Obwohl verschiedene Nahrungsmittel normaler Kacke eine grünliche Färbung verleihen können, wirkt das durch und durch schwärzlich-grüne Aussehen dieses Stuhls, als würden Sie ihn durch ein Nachtsichtgerät betrachten. Was diese Scheiße darüber hinaus noch von solcher mit harmloserer Grünfärbung unterscheidet, ist ihre flüssige Form und mit ihr einhergehende Symptome wie Fieber und Unterleibsschmerzen. In den meisten Fällen tritt diese Stuhlveränderung nach einer regelmäßigen Einnahme von Antibiotika wegen eines Zahnabszesses oder einer Kieferhöhlenvereiterung auf.

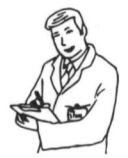 **Dr. Stuhlgang meint:** Diese Durchfallerkrankung wird durch übermäßiges Wachstum eines bestimmten Bakteriums im Dickdarm verursacht, das *Clostridium difficile* genannt wird.

Die Einnahme von Antibiotika bringt das natürliche Gleichgewicht zwischen »guten« und »bösen« Bakterien in unseren Eingeweiden durcheinander und ermöglicht die Vermehrung dieser besonders schädlichen Organismen, die Entzündungen der Darminnenseiten verursachen, was zu starkem Durchfall, Unterleibsschmerzen und Fieber führt. Medizinisch behandelt wird dieses Leiden mit einer anderen Sorte von Antibiotika, die gezielt *Clostridium difficile* angreifen.

Gut zu wissen

Der Verzehr von Joghurt kann bei schwächeren Formen von Durchfall helfen, die durch Antibiotika verursacht wurden. Joghurt enthält aktive Bakterienkulturen, die eine Wiederbesiedlung des Magen-Darm-Trakts mit darmfreundlichen Organismen befördern, die zuvor möglicherweise durch leistungsstarke Antibiotika vernichtet wurden. Die Bedeutung dieser »guten« Bakterien wird zunehmend anerkannt und hat zur Entstehung einer »probiotischen« Bewegung geführt. Ihre Unterstützer sind der Ansicht, dass der Verzehr einer bestimmten Spezies »guter« Bakterien helfen kann, verschiedene Magen-Darm-Krankheiten zu vermeiden oder sie zu behandeln. Manche gehen sogar so weit und behaupten, diese Bakterien würden auch Krebs vorbeugen, Bluthochdruck positiv beeinflussen und den Cholesterinspiegel senken.

STUHLTRANSPLANTATION

Wir alle haben schon einmal von Patienten gehört, deren Leben durch den Erhalt eines neuen Herzens, einer neuen Niere oder Leber gerettet werden konnte. Eine der jüngsten Entwicklungen in der medizinischen Transplantation besteht in der Übertragung von Stuhl aus dem Darm eines Menschen in den eines anderen! Es hat sich erwiesen, dass diese scheinbar barbarische Praxis hilfreich für die Gesundung von Patienten war, die an einer Form von Dickdarmentzündung litten, die durch das Bakterium *Clostridium difficile* verursacht worden war. Nach dem Einsammeln und der Aufbereitung des gespendeten Stuhls werden die Fäkalien mit einem endoskopischen Schlauch im Dünndarm des Patienten untergebracht. Diese Behandlung, die in der Regel als letzte Option angewandt wird, versucht, das gestörte bakterielle Gleichgewicht wiederherzustellen, indem die Eingeweide des Patienten mit Milliarden von Bakterien des gesunden Spenders neu bevölkert werden. Während die Wartelisten für Organe sehr lang sein können, scheint die Zukunft der Stuhltransplantation aufgrund der begrenzten Zahl williger Empfänger und der potenziell endlosen Liste von Spendern vielversprechend zu sein.

DIE SCHLANGE

Synonyme: *Geringelt Gebratenes, der lange schmale Grat, Kot-Fettuccine*

Die Schlange ist ein dünner und gewundener Stuhl, der sich zu einer Vielfalt von unterschiedlichen Formen und Größen zusammendrehen kann. Manche Schlangen winden sich im Uhrzeigersinn über den Boden der Kloschüssel, andere drehen sich in die Gegenrichtung. Manche der Schlangen verschlingen sich zu einer Brezel, andere lagern sich im Zickzack ab. Unabhängig von der Form, die sie schließlich annehmen, scheinen sie kein Ende nehmen zu wollen, während sie aus dem Rektum kriechen. Zu guter Letzt hinter-lassen Schlangen bei Ihnen nie das Gefühl, etwas voll-bracht zu haben, wie es Sie bei Kackwürsten größeren Umfangs überkommt.

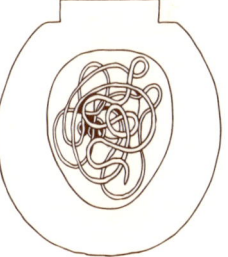

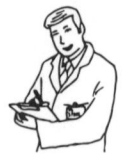

Dr. Stuhlgang meint: Normalerweise formt übermäßige Anspannung diesen langen, dünnen Stuhl. Beim Akt des Herauspressens zieht sich der äußere Analschließmuskel zusammen (»das Ventil«, das sich öffnet, um dem Kot den Ausgang über das Rektum zu ermöglichen). Das Zusammenziehen dieses Muskels verengt die Öffnung, die der Stuhlbrei durchläuft, und kreiert so Ihre in eine Strumpfbandnatter verwandelte Kackwurst. Ab und an produziert jeder solchen schmalen Stuhl, sollte sich das Kaliber des Stuhls jedoch über Monate hin verschlanken, kann dies auf einen Mastdarmkrebs hinweisen. Derart »stiftdünner« Stuhl entsteht, wenn das Wachstum des Rektaltumors die Höhlung des Dickdarms nach und nach verengt.

SPAGHETTI-»KACKE«

Wann ist Scheiße keine richtige Scheiße? Der Durchgang dieses nudelartigen Strangs mag auf den ersten Blick wie eine besonders dünne Kackwurst wirken. Eine genauere Untersuchung offenbart allerdings, dass es sich bei diesem Kackimitator um einen Parasiten handelt, der unter der Bezeichnung *Ascaris lumbricoides* bekannt ist. Diese Würmer, die irgendwie an Engelshaarnudeln erinnern, können bis zu mehr als 30 Zentimeter lang werden. Sie nisten sich jahrelang im Dünndarm ein und können erst durch ihren spektakulären Abgang auffallen. Selten können diese Würmer einen Nahrungsmangel verursachen, indem sie mit Ihrem Magen-Darm-Trakt um hochwertige Ernährung konkurrieren. Meinen Sie, dass Sie einen Wurm haben? Dann sind Sie wohl nicht alleine; Untersuchungen haben ergeben, dass ein Viertel der Weltbevölkerung von diesem Fadenwurm infiziert ist.

KÖTTEL-KACKE

Synonyme: *Karnickel-Kuller, Hunde-Leckerli, Spritzer, Arschhagel, Blaubeeren, Schrotkugeln, Sternschnuppenfall*

Vielleicht machen Sie es sich mit dem Anspruch auf der Toilettenschüssel bequem, einen ordentlichen, angenehmen Schiss hinzulegen, doch dann stellen Sie unbefriedigt und unerfüllt fest, dass Sie nur Köttel hinterlassen haben. Trotz Ihrer energischen Anstrengung und obwohl Sie spürten, wie der Kot aus Ihrem Rektum heraustrat, liegen da tatsächlich nur ein paar Köttel spöttisch auf dem Grunde der Kloschüssel, wenn Sie aufstehen, um zu sehen, was Sie vollbracht haben. Eine zusätzliche Beleidigung, über die Sie sich aufregen können, sind die unliebsamen Spritzer, die Ihre Arschbacken treffen, wenn die Köttel ins Wasser plumpsen.

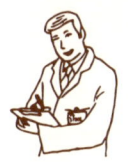 **Dr. Stuhlgang meint:** Köttel-Kacke weist auf eine mangelnde Bindekraft des Stuhls hin. Wie produziert der Verdauungstrakt eine gut gefestigte, einzelne Wurst weichen Stuhls? Natürlich durch Verwendung eines Klebers. Bei diesem »Klebstoff« handelt es sich um ein speckig-saures Gel, das entsteht, wenn mit der Nahrung aufgenommene Fasern durch Bakterien, die im Dickdarm hausen, fermentiert werden. Diese klebrige Substanz, die dem zähflüssigen Marshmallow-Gemisch ähnelt, das Süßigkeiten wie Rice Krispies zusammenhält, sorgt dafür, dass der Stuhl nicht auseinanderbricht und austrocknet. Das magische Gel schmiert auch die Innenseite des Dickdarms aus und ermöglicht so der Stuhlmasse, bruchlos durch den Magen-Darm-Trakt zu gleiten. Ein Mangel an Ballaststoffen in der Nahrung führt zu kleinen, harten, unzusammenhängenden Kötteln, die Stuhlerlebnisse erzeugen, die so gar nichts mit Zen-Entspannung zu tun haben.

Gut zu wissen

Menschen fehlen die zur Verdauung von Zellulose – dem Hauptinhaltsstoff von ballastreicher Nahrung – notwendigen Enzyme. Auch Kühe müssen ohne diese Enzyme auskommen, können die in Pflanzenzellwänden vorhandene Zellulose jedoch verdauen, indem sie Enzyme einsetzen, die von in ihren Gedärmen lebenden Bakterien produziert werden.

VERKLAUSUNG

Synonyme: *Geisterscheiß, krieg den Zug nicht aus dem Tunnel, Darmstau, Verkorkt, Sturmsicherung, Eingeklemmt, heulender Wolf, falscher Alarm*

Schlimmer noch als Köttel-Kacke (Seite 66 f.) ist überhaupt keine Kacke. Trotz Magendrückens, ekliger Gase und des sicheren Gefühls von Kacke an Bord – nichts kommt raus, egal wie sehr Sie sich beim Drücken auch anstrengen mögen. Nach zehn bis 15 Minuten auf dem Klo fangen Ihre Freunde, Ihr Ehegespons oder Ihre Mitbewohner an, sich Sorgen um Sie zu machen, aber Sie sind noch nicht bereit aufzugeben. Und wenn Sie dann letztendlich beschließen, dass es wohl ein falscher Alarm war, kommt Ihnen die Leere der Kloschüssel vor wie eine grausame Erinnerung an Ihre Unfähigkeit, es doch noch zu schaffen.

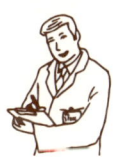 **Dr. Stuhlgang meint:** Das ist die gefürchtetste Komplikation einer Darmverstopfung. Ein Mangel an Ballast-

stoffen und Wasser kann zu einem Stuhl führen, der so hart und fest ist, dass er partout nicht durch den Afterschließmuskel flutscht. Während normaler Stuhl sanft und mühelos seinen Ausgang durch das Rektum findet, kann eine ausgetrocknete, brockenartige Kacke ihrer Gefangenschaft oft nicht ohne Beihilfe entkommen. Behandelt werden kann dies mit Einläufen und, in schweren Fällen, mit digitaler Stuhlausräumung. Wollen Sie eine solche unangenehme, zudringliche Manipulation vermeiden? Dann empfiehlt Ihnen Dr. Stuhlgang, mit Ihrer Nahrung ordentlich Ballaststoffe und Wasser zu sich zu nehmen.

DER KACKUNFÄHIGE JOE JACKSON

Anfang des 20. Jahrhunderts litt ein Teenager viele Jahre an einer Aufblähung seines Unterleibs und Blähungen. Seine Familie und Ärzte stellten fest, dass er selten Stuhlgang hatte und sich sein Unterleib immer weiter aufblähte, doch die Untersuchung der seinem

Leiden zugrunde liegenden Ursache blieb bis zu seinem frühen Tod – er starb an Darmperforation – ein Rätsel. Eine Autopsie offenbarte einen höhlenartig geweiteten Dickdarm, vollgestopft mit faul riechendem Stuhl. Dieser junge Mann litt offenbar an einer Krankheit, die heute als Morbus Hirschsprung bekannt ist, eine angeborene Krankheit, bei der die Nervenzellen fehlen, die dafür sorgen, dass der Stuhl durch den Darm weiterbefördert wird. Diese »intestinale Lähmung« führt zu einer Unfähigkeit zu normaler Stuhlentleerung und zu einer fortschreitenden Dehnung der Eingeweide, was schließlich (wenn die Krankheit nicht behandelt wird) mit einem Reißen der Därme endet. Diese Krankheit ist die extremste Erscheinungsform von Verklausung und wird weithin als schwerwiegendste Form von Verstopfung beurteilt.

GESCHENK-WURST

Synonyme: *Waisenkind, Phantomschiss, Überraschungsparty, Schock-Methode, ungespülte Alberei, Flussgurke*

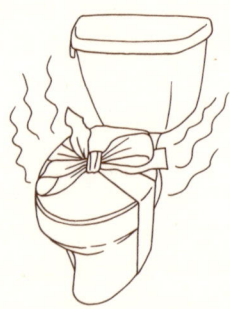

Geschenk-Würste sind Scheißhaufen, die Leute – ohne zu spülen – in Klos hinterlassen. Sie treten in allen Formen und Farben auf und sind am meisten in öffentlichen Toiletten und in Häusern von Studentenverbindungen verbreitet. Manchmal werden solche Geschenke als Trophäen hinterlassen, um mit derartigen Leistungen anzugeben, oder als Streich oder auch als Hinterlassenschaft aus Geistesabwesenheit (zum Beispiel von Multitaskern, die gerade am Handy quatschen und eine Spülung vermeiden, um ihren Standort nicht preiszugeben). Die Ursprünge dieser Würste mögen ein Geheimnis bleiben, aber sie können überall lauern. Ob seit Minuten oder Tagen, hängt davon ab, wann ein solches Geschenk zum ersten Mal gesichtet oder gerochen wird.

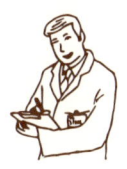 **Dr. Stuhlgang meint:** Stuhl kann tage-, ja wochenlang gemütlich im Wasser einer Kloschüssel liegen. Während manche Würste ihren Zusammenhalt und Schimmer über längere Zeiträume bewahren, löst sich die normale Geschenk-Wurst nach und nach auf und schmilzt dahin.

FEUERRING

Synonyme: *Ätzkacke, Hooters-Souvenir, Currypelle-auf-die-Schnelle, Die-Lunte-brennt!, Tabasco-Wurst, Brandgefühl*

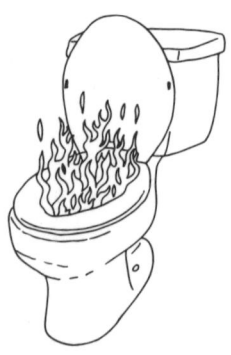

Manchmal lassen Sie sich nieder, um Ihr Geschäft zu verrichten, da überkommt Sie ein Gefühl, als stünde Ihr Anus in Flammen. Jeden Millimeter, den die Kackwurst bei ihrem Durchlauf weiterkommt, wird das Brennen immer schlimmer. Das kann sich anfühlen, als würde Ihnen jemand Salzsäure durch Ihren Schließmuskel leiten, und Sie würden am liebsten schreien: »Warum?!?!« Sie beten, dass die Kackerei ihr Ende findet und das Brennen nachlässt. Dabei denken Sie darüber nach, was Sie bloß angestellt haben, dass Sie mit solch einer Pein gestraft werden.

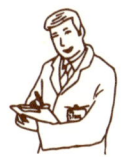 **Dr. Stuhlgang meint:** Ursache für dieses Gefühlserlebnis ist häufig der Verzehr scharf gewürzter Speisen. Gewürze wie Chili und Cayennepfeffer lösen auf der Innenhaut des Magen-Darm-Trakts direkte Irritationen aus. Die erlesene Qual beim Kacken dürfte nicht überraschen, denn sicherlich haben Sie beim Verzehr des scharf gewürzten Essens ein ähnliches Brennen im Mund verspürt. Die Ähnlichkeit der Empfindung kann dem Umstand zugeschrieben werden, dass die innere Schicht des Mundes und die des Anus mit dem gleichen Zellentyp ausgestattet ist. Diese »schuppenförmigen« Zellen können, anders als die »säulenförmigen« Zellen, die sich über den größten Teil des Magen-Darm-Trakts verteilen, zwischen verschiedenen Reizen unterscheiden, vor allem wenn ihnen die höchste Chili-Feueralarmstufe angekündigt wird.

TARNFARBEN-
SCHEISSE

Synonyme: *Dalmatiner-Kot, Schokokekskacke, Schwarz und Hellbraun, Olivenbrot*

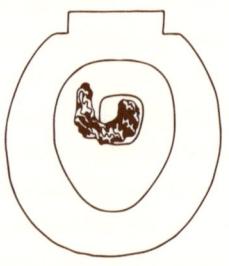

Tarnfarben-Scheiße, ein Begriff, der einen mehrfarbigen Stuhl bezeichnet (kann unterschiedliche Töne von Schwarz, Braun und Grün aufweisen), sieht aus wie ein Mosaik aus verschiedenen Exkrementen unterschiedlicher Herkunft und ist bedingt durch ein Speiseallerlei. Dieser Stuhl ist zwar als eine einzige Wurst geformt, ähnelt jedoch eher einem zusammengewürfelten Gestein aus vielen Kackstückchen, die im Laufe der Zeit und unter Druck ineinandergepresst wurden. Historisch betrachtet, konnte eine derartige Scheiße aufgrund ihrer Tarnfarbe in der Wildnis schwer zugeordnet werden. Da wir heutzutage glücklicherweise Kloschüsseln benutzen, wird uns ein makellos weißer Hintergrund geboten, vor dem wir diesen Wursttyp gründlich untersuchen können. Die Größe dieser Stuhlsorte variiert zwar, ihr Gefüge ist jedoch fast immer uneben und ihr Erscheinungsbild unverwechselbar.

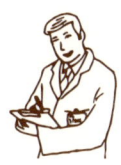

Dr. Stuhlgang meint: Stuhl kann in verschiedenen Farben vorkommen. Normalerweise ist unser Stuhl aufgrund des Vorhandenseins einer chemischen Verbindung namens Sterkobilin von brauner Färbung. Sterkobilin bildet sich heraus, wenn die Bakterien in unserem Dickdarm Galle verdauen. Die meisten alltäglichen Unterschiede in der Farbe des Stuhls rühren von der Verschiedenheit der aufgenommenen Nahrungsmittel und von eingenommenen Medikamenten her. Länger anhaltende Veränderungen in der Farbe des Stuhls können jedoch Anzeichen für eine ihnen zugrunde liegende Magen-Darm-Störung sein.

Die folgende Tabelle kann für die Erklärung von Schwankungen der Stuhlfarbe hilfreich sein.

Schwarz	Eisentabletten (oder stark eisenhaltige Nahrung), Bismut-Verbindungen (wie Pepto-Bismol), Blut (aus dem oberen Bereich des Verdauungstrakts)
Rot	Blut (aus der unteren Partie des Verdauungstrakts), Rote Bete
Weiß/Grau	Verstopfung des Gallengangs, Erkrankung der Leber
Grün	Magen-Darm-Infektion, Spinat
Gelb	Fett im Stuhl (Erkrankung der Bauchspeicheldrüse)

HÄNGENDER STANZABFALL

Synonyme: *Dammgewächse, Hängeteile, Arschborke, der einsame Ranger, Schildkrötenkopf, Kackkrümel*

Beim Abwischen des Hinterns nach einem Stuhlgang sollten Sie darauf achten, dass Sie den Job auch gründlich erledigen. Mit hängendem Stanzabfall sind Kackstückchen gemeint, die widerspenstig an den Analhärchen kleben bleiben und sich häufig weigern, loszulassen. Größer als die üblichen Klabusterbeeren, kann eine unbemerkte hängende Stanze eine unwillkommene Überraschung bereiten, sobald Sie Ihre Unterhose ausziehen oder eine Dusche nehmen. Manche finden eine solche Überraschung zwar ulkig, sollte aber Ihr Liebhaber oder Ihre Liebhaberin die Hinterlassenschaft entdecken, kann das desaströs enden. Passiert Ihnen so etwas Peinliches, kann Ihnen nicht mal das oberste Gericht aus der Klemme helfen. Um den einsamen Ranger abzuschütteln, können Sie hin und her wackeln oder zum Abschluss des Stuhlgangs noch eine lebhafte Bewegung machen. Sollten derlei Kackfreiübungen keinen Erfolg bringen, bietet sich als letzte Möglichkeit ein ordentliches Stück Klopapier (möglichst ein doppellagiges), mit dem Sie dann das unappetitliche, doch erstaunlich effektive »Abzwack-Manöver« durchführen können. Sollten Sie versucht sein, das baumelnde Teil lieber mit einem festeren Wischen zu beseitigen, denken Sie an die überlieferte Weisheit: »Wischwasch heißt die Mutter der Schmierspur.«

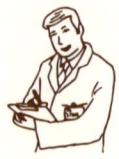 **Dr. Stuhlgang meint**: Solche Kackreste sind oft das Ergebnis hastiger Reinigung. Manchmal bleiben sie in der Analumgebung kleben und sind entweder im Analschließmuskel festgeklemmt oder sie hängen wie eine kleine Kommandoeinheit an der umgebenden Haut oder den Haaren. Ein flüchtiges Wischen bringt da nichts, vor allem, wenn die Konsistenz der Scheiße ausgesprochen schmierig ist (das können Sie sich wie dunklen Ahornsirup vorstellen, dessen Tropfen an der Baumrinde kleben). Bei der Entsorgung von Bau-

melkacke sind zwar Ruckelei oder die Abzwacktechnik zu bevorzugen, aber falls sich ein zusätzliches Wischen als notwendig erweist, empfehlen wir, dies von vorne nach hinten auszuführen, zum einen wegen der größeren Krafteinwirkung, zum anderen, um eine Verschmutzung des Genitalbereichs zu vermeiden.

Köttel

In manchen Berufen ist Verstopfung eine Art Berufskrankheit. Am meisten ist sie unter Lastwagenfahrern und Armeeangehörigen verbreitet, die allesamt über Jahre hin keinen regelmäßigen Stuhlgang abwickeln können und ihn immer wieder »zurückhalten« müssen. Diese Zurückhaltung von Stuhl führt zu einer allmählichen Dehnung des Rektums und unterdrückt den normalen Reflex, der den Drang zum Kacken auslöst.

FAULIGER STUHL

Synonyme: *Napalm, ranzige Scheiße, Nachbeben-Kacke, Agent Orange*

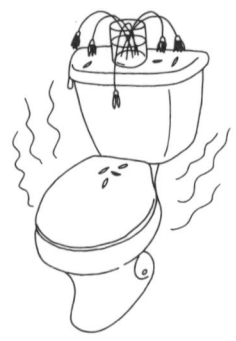

Diese Kacke kann in Form und Größe variieren, aber ihr charakteristisches Merkmal ist ein grauenhafter und unerträglicher Gestank: Macht sich eine solche Scheiße auf den Weg, wird Sie ihr bestialischer Geruch überwältigen. Selbst nach einer sofortigen Zwischenspülung zwingen Sie Ihre Überlebensinstinkte, den Stuhlgang zu beschleunigen, damit Sie das Klo so schnell wie einem Menschen nur möglich verlassen können. Gott stehe, falls Sie sich gerade in einer öffentlichen Toilette aufhalten, den unschuldigen Anwesenden bei, denn dieser Gestank wabert durch den Raum und löst bei Ihnen und anderen heftige Kotzreize und Ekel aus. Schlimmer als ein faules Ei, schlimmer als Limburger Käse – diese Scheiße stinkt, als hätte sich in Ihren Därmen ein totes Tier zersetzt und sei nun just in dem Moment rausgeflutscht, in dem es die giftigsten Gase verbreiten konnte. Der Gestank fauligen Stuhls ist so gewaltig, dass ihn jeder, der innerhalb der nächsten Stunden in die Nähe des Örtchens kommt, noch mitbekommt. Wie auch immer – wenn Ihnen so was passiert, ist der schnelle Abschluss der Klositzung ein Muss.

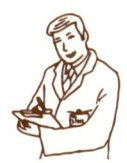 **Dr. Stuhlgang meint:** Die Bestandteile, die der Kacke (oder Fürzen) ihren Geruch verleihen, werden von Bakterien produziert, die in unserem Dickdarm residieren. Diese Bakterien reagieren mit unserem verzehrten Essen und bilden auf diese Weise übel riechende, schwefelhaltige Verbindungen wie Schwefelwasserstoffe und Mercaptane heraus. Gelegentlich kann faul riechen-

der Stuhl auch das Anzeichen für eine Krankheit sein. Probleme beim Verdauen oder bei der Verarbeitung von Nahrung, wie sie bei zystischer Fibrose oder chronischer Pankreatitis auftreten, kann zu schwimmendem, schmierigem und faul riechendem Stuhl führen (siehe »Schwimmer vs. Senkblei«, Seite 28 ff.). Darminfektionen, vor allem solche mit dem Parasiten *Giardia lamblia*, können auch einen Durchfall verursachen, der einen besonders widerlichen Geruch verströmt. Eine solche Infektion kann man sich zum Beispiel bei einem Tauchbad in einem Süßwassersee oder Teich zuziehen. Selbst das Verschlucken kleiner Mengen verseuchten Wassers kann einen ekligen Durchfall verursachen, der sich über mehrere Tage hinzieht.

Während anhaltend faul riechender Stuhl Anzeichen einer Krankheit sein kann, sollte gelegentlich derartig stinkende Scheiße kein Grund zur Sorge um die Gesundheit sein. Ihr Ansehen bei der Arbeit ist allerdings eine ganz andere Sache. Sollten Sie während Ihres Jobs einen fauligen Stuhl absondern, empfiehlt Dr. Stuhlgang dringend, den Ort der Gestankwolke so schnell wie möglich und heimlich zu verlassen, ein Weilchen an der frischen Luft herumzuspazieren und ein Stoßgebet gen Himmel zu schicken, dass sich der Geruch nicht auf Dauer in Ihrer Kleidung festgesetzt hat.

EINLÄUFE

Der Brauch, Flüssigkeiten (üblicherweise Wasser) ins Rektum einzuflößen, ist schon seit Jahrhunderten verbreitet. Historisch unter der Bezeichnung »Klistiere« bekannt, waren Einläufe beim Bürgertum die bevorzugte Behandlungsmethode für eine Vielzahl an Magen-Darm-Erkrankungen. Bücher zur Medizingeschichte führen zahllose Beispiele ungewöhnlichen Einsatzes von Einläufen und merkwürdiger Arten von Klistieren auf. Tatsächlich geht der Ausdruck »jemandem Zucker (Rauch) in den Arsch blasen« auf die Praxis zurück, einer in Ohnmacht gefallenen Frau Tabakrauch ins Rektum zu führen, um sie wiederzubeleben. Sollten Sie meinen, derartige Praktiken seien nur im 18. Jahrhundert vorgekommen – weit gefehlt: Einläufe mit Kaffee, Alkohol und sogar Milch und Honig werden heute noch von gewissen Homöopathen für ihre heilsame Auswirkung auf die Darmgesundheit angepriesen.

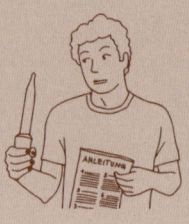

BLITZEBLANK-
SCHISS

Synonyme: *Wischfreie Kacke, der perfekte Wisch, Meister Proper*
Antonyme: *Nassschiss, Matscharsch, Schlamm-lawine*

In seltenen und besonderen Fällen widmen Sie sich konzentriert einem guten Schiss, machen es sich bequem und setzen sich zurecht, und dann stellen Sie beim Abputzen fest, dass am Klopapier wunder-samerweise keine Kackreste kleben! Obwohl schon mit dem ersten Wisch alles gesäubert scheint, wi-schen skeptische Gemüter lieber noch einmal ab, um sicherzugehen, keinem Trugbild aufgesessen zu sein. Manche Experten bewerten den »wischfreien« Schiss als das Nonplusultra einer Sitzung. Nach ei-nem solchen Stuhlgang können Sie die Toilette mit dem Gefühl verlassen, besonders sauber zu sein.

Das steht in direktem Gegensatz zu anderen Sitzungen, bei denen Sie eine halbe Rolle Klopapier aufbrauchen und trotzdem meinen, noch nicht sauber geworden zu sein. Das Schlimmste ist, dass derlei feuchte, Mehrfach-Wisch-Kackereien stets zu den unpassendsten Gelegenheiten aufzutreten scheinen – zum Beispiel in viel besuchten öffentlichen Toiletten, wo Sie sowieso nur wenige Blatt billigen, einlagigen, fast transparenten Klopapiers zur Verfügung haben. Unter solchen Umständen kann die Abwischerei so erfolglos sein, dass Sie sich letztendlich ein bisschen Klopapier zwischen die Arschbacken klemmen, damit Ihre Unterhose nicht mit Bremsspuren ausgemalt wird. Solche Situationen, verglichen mit einem wischfreien Schiss, erinnern uns daran, dass es zwar beim Absondern kaum erkennbare Unterschiede gibt, die anschließende Reinigung jedoch mit erheblichen Schwankungen aufwarten kann.

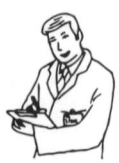 **Dr. Stuhlgang meint**: Wenn Sie in Ihrer Eile triumphierend aus der Klokabine hervorstürzen und sich mit Ihren Kollegen abklatschen wollen, um Ihre denkwürdige Leistung zu feiern,

vergessen Sie bitte nicht, Ihre Hände zu waschen! Stuhl enthält zwischen 150 und 500 unterschiedliche Arten von Bakterien, und das in einer Konzentration von 10^{12} Bakterien pro Gramm! Selbst in den seltenen Fällen wischfreien Kackens tummeln sich sicherlich ein paar Milliarden Bakterien auf dem Klopapier (ganz zu schweigen vom Mikrobencocktail auf dem Griff der Spülung, dem der Toilettentür usw.). Einige konservative Stuhlgangexperten haben sich deshalb auch für eine Änderung der Fachbezeichnung ausgesprochen, weil sie meinen, »wischfreier Schiss« würde einen falschen Eindruck von hygienischer Sicherheit vermitteln.

BEKACKTE ZAHNBÜRSTE

Wissenschaftler konnten bei nach dem Zufallsprinzip vorgenommenen Überprüfungen von Zahnbürsten in Haushalten nachweisen, dass die Zahnbürsten vor Kolibakterien wimmelten, die in der Regel in der Scheiße vorkommen! Auch wenn Sie sich zunächst einmal fragen, was zum Teufel andere Leute mit ihren Zahnbürsten anstellen, sieht es so aus, als würden die Bakterien (durch eine Klospülung aufgewirbelt) durch die Luft fliegen und auf den in der Nähe herumstehenden Zahnputzgeräten landen. Diese Untersuchung hat dazu geführt, dass zahnärztliche Verbände empfehlen, Zahnbürsten wenigstens knapp zwei Meter von der Toilette entfernt aufzubewahren. Dr. Stuhlgang, der zugegebenermaßen kein Zahnarzt ist, meint, dass ein Herunterklappen des Klodeckels vor dem Spülen vielleicht auch eine gute Idee wäre.

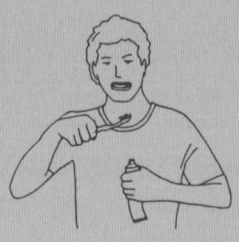

POSTPARTALER SCHISS

Synonym: *Bonus Baby*

Während viele Möchtegernmütter auf die Schmerzen einer Kindsgeburt vorbereitet sind, ahnen nur wenige, welche schmerzhaftere Entbindung da noch auf sie zukommen könnte – der Abgang der ersten postpartalen Kacke. Dieser Stuhlgang, der sich nach einer Vaginalgeburt normalerweise ein bis drei Tage später meldet (nach einem Kaiserschnitt kann es manchmal noch länger dauern), ist eine Kombination des Schlimmsten, was dir dein Magen-Darm-Trakt zu bieten hat. Manch eine mathematikbegabte Mutter hat diese Erfahrung mit folgender Gleichung beschrieben: Postpartaler Schiss = (Verklausung + Feuerring) hoch 2.

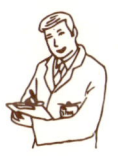 **Dr. Stuhlgang meint:** Verschiedene Faktoren tragen dazu bei, dass der erste Stuhlgang einer Frau nach der Ge-

burt eines Kindes so schmerzhaft ist. Erstens ist die langwierige Schwangerschaft nicht nur ermüdend, sie dehnt auch die Unterleibsmuskeln und macht es damit schwer, genügend Kraft zum Austreiben aufzubringen. Zweitens stresst das Trauma der Entbindung eines Babys durch den Vaginalkanal alle umliegenden Organe und damit auch den Darm, der sich in der Folge häufig »verblüfft« für ein paar Stunden oder auch Tage ruhig verhält. Diese »Verblüffung« ist sogar noch ausgeprägter, wenn der Darm während eines Kaiserschnitts manipuliert wird. Drittens sind Frauen nach einer Geburt häufig extrem dehydriert, weil sie Blut verloren haben und viele Stunden lang weder etwas essen noch trinken konnten. Dies führt zur Herausbildung eines harten, ausgetrockneten Stuhls, der ein Ausscheiden noch schwieriger macht. Viertens haben sich fast alle Frauen gegen Ende der Schwangerschaft Hämorriden zugezogen. Die Reizung dieser Hämorriden kann den Stuhlgang also noch schmerzhafter machen. Schließlich kann ein Dammschnitt oder das Auftreten eines Scheidenrisses während der Geburt Angst erzeugen, selbst vor schlichtem Sitzen, ganz zu schweigen vom Herauszwängen eines festen Stuhlpfropfens.

An der physiologischen Wirklichkeit der postpartalen Phase kann zwar nichts geändert werden, doch können ein paar Maßnahmen helfen, die ersten postpartalen Stuhlgänge erträglicher zu gestalten. Erhöhen Sie Ihre Wasseraufnahme auf sechs bis acht Glas pro Tag, essen Sie mehr Ballaststoffe und gehen Sie oft spazieren, denn dadurch wird der Stuhl weicher und die Maschinerie Ihres Magen-Darm-Trakts wieder ordentlich angeworfen. Schwache Abführmittel und Einläufe sind in der ersten Zeit der postpartalen Phase ebenfalls oft nötig. Das Wichtigste jedoch ist, so frühzeitig und so oft wie möglich kacken zu gehen. Den Drang zum Stuhlgang zu ignorieren führt nur dazu, den Pfropfen härter und trockener und das Ausscheiden so noch sehr viel ungemütlicher werden zu lassen.

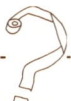

Gut zu wissen

Ein Studie aus jüngster Zeit enthüllte, dass zwar 95 Prozent der befragten Männer und Frauen sagen, sie würden sich nach Benutzung einer öffentlichen Toilette die Hände waschen, doch nur 67 Prozent tun es tatsächlich.

KINDERKACKE

Kinderkacke ist einzigartig in ihrer Erscheinungsform, Beschaffenheit und ihrem Duft und ist wohl am besten vergleichbar mit verschiedensten Gewürzen und Brotaufstrichen.

- **Mekonium** (Marmite): Das ist der dunkle und klebrige Stuhl, der in den ersten 24 bis 48 Stunden nach der Geburt produziert wird. Er bildet sich im Laufe der neun Monate, die der Fötus im Uterus wächst, und ist auffallend geruchlos (die Därme eines Fötus sind steril und müssen noch von Bakterien durchwachsen werden). Mit Marmite, dem kräftigen, auf Hefe basierenden Brotaufstrich der Briten, und mit Vegemite, das die Australier so lieben, hat

Mekonium seine grün-schwarze Farbe und seine pastenartige Konsistenz gemein. Glücklicherweise fehlt ihm jedoch deren penetranter Geruch.

- **Kacke von gestillten Kindern** (Grey Poupon): Die Entscheidung, ob man sein Kind stillt oder mit der Flasche ernährt, kann sehr schwierig sein. Ein wichtiger, doch oft übersehener Aspekt der Diskussion betrifft die Kacke. Einfach ausgedrückt – die Kacke eines gestillten Babys kann eine wunderbare Angelegenheit sein. Klassischerweise als gelb und »körnig« in ihrer Konsistenz beschrieben, wird diese Kacke ob ihres süßen Dufts von Eltern heiß und innig geliebt. Aufgrund der Gemeinsamkeiten wird solche Kacke oft mit feinem Senf aus Dijon verwechselt.

- **Intussuszeption** (Johannisbeergelee): Intussuszeption ist eine Form der Blockierung des Darms, die bei Kleinkindern vorkommt und bedeutet, dass sich ein Teil des

Darms in einen anderen Teil hinein-
geschoben hat. Das wichtigste Symptom
sind zwar Unterleibsbeschwerden, doch
kann das Ausscheiden eines zähflüssigen,
rötlich-schwarzen Stuhls bereits ein früher Hinweis für die Diagnose sein. Das
Gemisch aus blutdurchsetztem Stuhl mit
Schleim verleiht dieser Kacke ihr Aussehen, das dem von Johannisbeergelee
ähnelt.

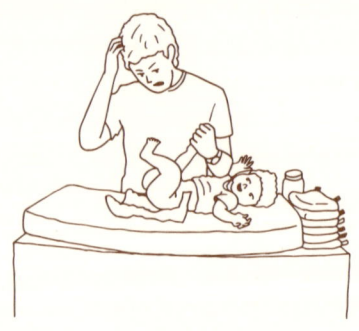

DIE·FLITTERWOCHEN·SINDVORBEI·SCHEISSE

Synonym: *Ich geh jetzt mal kacken*

Die Rituale des Flirts und der Partnersuche mögen je nach Kultur und Zeiten variieren, doch eine durchgängige Konstante ist die Besorgnis, in Gegenwart der besseren Hälfte kacken gehen zu müssen. In der frühen Phase einer Beziehung denken sich viele Leute die verrücktesten Geschichten aus, um dieses Thema zu meiden, und unterdrücken dabei oft tagelang ihren Drang zu scheißen. Schließlich, je weiter die Beziehung fortgeschritten ist, wagt man es doch, sein Bedürfnis nach einer Sitzung offen zu proklamieren, und irgendwann hat man sogar kein Problem mehr damit, in Gegenwart des anderen zu kacken. Wenn Sie erst mal sorglos Ihrer besseren Hälfte erlauben, Ihre Scheiße zu riechen, können Sie das als amtliche Bestätigung verstehen, dass die Flitterwochen vorbei sind.

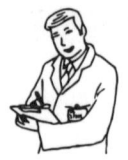 **Dr. Stuhlgang meint:** Die Natur ist voller Beispiele, die nahelegen, dass Stuhlgang mehr ist als nur eine physiologische Notwendigkeit. Man braucht bloß eine Katze dabei beobachten, wie sie ihren Kot hastig verscharrt, wie ein Hund versucht, sich mit einem Rückwärtstritt seiner Hinterbeine von seinem Häufchen zu distanzieren, oder zu sehen, wie sich ein kleines Kind in ein stilles Eckchen des Raums verkrümelt, um die höchst private Natur seines Geschäfts zu wahren. Bedenkt man die Intimität des Vorgangs, so ist es keine Überraschung, dass eine Art von Verwundbarkeit diesen Akt umgibt. Diese Empfindung ist in der bekannten Redewendung »auf frischer Tat ertappt« (im Englischen »with his pants down« – »mit heruntergelassener Hose«) enthalten. Es zuzulassen, von jemand anderem bei der Verrichtung der privatesten aller Pflichten »erwischt« zu werden, bedeutet wahrlich, dass sich ein

unerschütterliches Vertrauen entwickelt hat. Andere würden meinen, das sei einfach sonderbar.

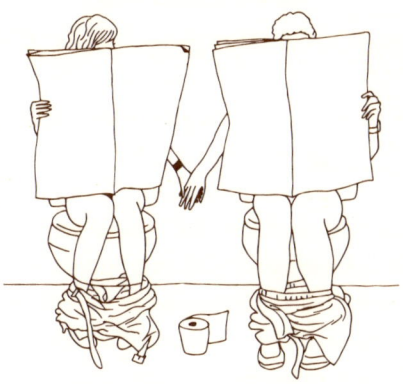

DER RITUELLE SCHISS

Synonyme: *Durchgangsritual, Siegesschiss, Kalender-Kacke*

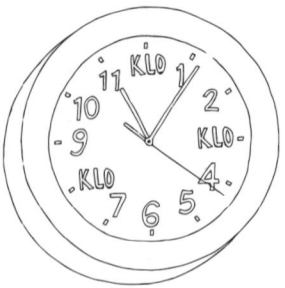

Diese Kacke macht sich täglich zur gleichen Zeit auf den Weg. Da sie wie ein zuverlässiges Uhrwerk funktioniert, können Sie sich darauf vorbereiten, sich eine Zeitung bereitlegen und sich rechtzeitig Ihr bevorzugtes Örtchen ausgucken. Die Regelmäßigkeit einer solchen Scheißerei bietet Trost in einer sonst doch so unberechenbaren Welt.

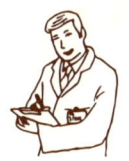

Dr. Stuhlgang meint: »Sobald die Sonne aufgeht ...« Der frühmorgendliche Kackritus kann ein großartiger Start in den Tag sein. Manche können diesen Schiss erst vollziehen, nachdem sie ihren gewohnten Frühstückskaffee getrunken haben (Koffein wirkt wie ein Abführmittel, weil es die Kontraktionen des Darms anregt). Bei anderen setzt der Drang zum Stuhlgang gleich nach jeder Mahlzeit ein. Dieser »Verdauungsschiss« wird durch den gastrokolischen Reflex ausgelöst, bei dem die Dehnung des Magens durch eine Mahlzeit eine reflexartige Stimulation des Darms in Gang bringt, Stuhl in Richtung Rektum bewegt und uns so den Drang zum Scheißen verspüren lässt. (Übersetzung: Raus mit dem Alten, rein mit dem Neuen). Brauchen Sie einen Beweis für diese biologische Wahrheit? Dann sehen Sie mal ungefähr eine halbe Stunde nach der Mittagszeit in den Toiletten an Ihrem Arbeitsplatz nach.

Köttel

Woraus besteht Kacke?

- *Zehn Teile Wasser*
- *Ein Teil Bakterien (tote und lebende)*
- *Ein Teil unverdauliche Fasern*
- *Ein Teil Gemisch aus Fett, Proteinen, toten Zellen, Schleim*

SITZEN VS. HOCKEN

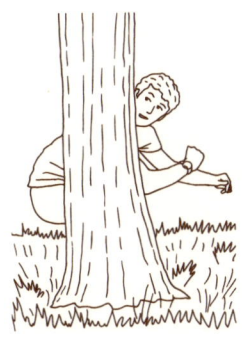

Viele von uns lässt der Akt des Hockens, um »ein Häufchen zu machen«, an weniger wohlhabende Kinder denken, die in Gesellschaften leben, die noch nicht mit modernen Klos ausgestattet sind. Für andere hat diese gebeugte Kackhaltung eine mehr nostalgische Bedeutung und erinnert sie daran, wie sie beim Camping schnell für einen ländlichen Schiss in die Büsche flitzten.

Obgleich von elementarer Bedeutung, kann dieser Akt in der Hocke durchaus mit Gefahren verbunden sein. Wenn sich ein Anfänger in Sachen Hockhaltung langsam niederlässt, ist er erst einmal zunehmend damit beschäftigt, das Gleichgewicht zu halten und dabei gleichzeitig darauf zu achten, dass die Flugbahn der Kackwurst an Hose, Socken und Schuhen vorbei verläuft. Unerfahrene Hockscheißer, die an den 90-Grad-Winkel beim Sitzen auf einer Kloschüssel gewöhnt sind, versuchen vielleicht, auch im Freien diese Haltung einzunehmen. Unglücklicherweise lässt dies einen großen Abstand zwischen Kackabsprung und Landeplatz, womit das Risiko eines unbeabsichtigten Besudelns der unteren Extremitäten dramatisch steigt. Wir können das mit einem Phänomen aus der Welt des Fallschirmspringens vergleichen, in der jedem Anfänger beigebracht wird: Je größer die Höhe, in der Sie den Fallschirm öffnen, desto schwieriger können Sie die Stelle Ihrer Landung vorhersagen.

Fazit? Sind Sie zu einem Hockschiss gezwungen, heißt die Devise »so weit runter wie möglich«.

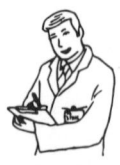 **Dr. Stuhlgang meint**: In der Hocke lässt sich Stuhl eigentlich effektiver herausdrücken als im Sitzen auf einer Kloschüssel. Eine kurze Überprüfung der Physiologie des Abkackens verdeutlicht dies. Das Rektum ist der Lagerraum für Stuhl vor seiner Entsorgung. Normalerweise hat es

einen gewundenen, kurvenreichen Verlauf (stellen Sie sich die Lombard Street in San Francisco vor), der erst einmal begradigt werden muss, damit der Stuhl vor dem Ausscheiden aus dem Körper seinen Weg durch den Analkanal machen kann. Das Einnehmen der Hockhaltung verändert die Richtung einer *Musculus levator ani* genannten Gruppe von Muskeln, die genau genommen dazu da ist, das wie ein Akkordeon gefaltete Rektum gerade zu ziehen. So wird also ein Geradeausschiss ermöglicht, der die Kackwurst mühelos aus dem Unterleib flutschen lässt. So wie es Naturalisten gibt, die die Vorzüge des Stillens und der natürlichen Geburt hervorheben, wächst auch eine Bewegung heran, die die Überzeugung vertritt, dass Hockscheißen der Gesundheit des Verdauungstrakts förderlich ist.

DAS SCHEISSHAUS

Thomas Crapper, einem britischer Klempner, der Mitte des 19. Jahrhunderts lebte, wird häufig die Erfindung der Toilette zugeschrieben (obwohl das gar nicht zutrifft). Die eleganteste englische Bezeichnung für Kacke – *crap* – wird also auf seinen Namen zurückgeführt. Als weitere, wahrscheinlichere Ursprünge von *crap* werden das holländische Wort *krappe* (von *krappen*, was so viel wie »rausziehen« heißt) und das deutsche Wort *Krape* genannt, womit ein besonders ekliger und ungenießbarer Fisch gemeint ist.

Scheiß-Historiker mögen zwar die Ursprünge des Wortes »crap« diskutieren, sind sich jedoch in ihrer Mehrheit einig, dass das erste Spülklosett 1596, 250 Jahre vor Crapper, von Sir John Harrington entwickelt wurde. Im 16. Jahrhundert gab es in den Häusern jedoch noch keine Leitungen für die Wasserzufuhr, so dauerte es also bis ins 19. Jahrhundert, bis das Spülklo eingeführt war und Crapper fälschlicherweise als Erfinder der modernen Toilettenspülung genannt wurde.

VORHANG NOCH MAL AUF

Synonyme: *Verlängerung, Murmeltiertag, der Remix*

Manchmal, Sie haben gerade fertig geschissen, sich abgeputzt, sich die Hosen hochgezogen und die Spülung betätigt, da spüren Sie ein Grummeln im Bauch. Trotz des Umstands, dass Sie meinten, Ihr Geschäft verrichtet zu haben, klingelt Ihr Magen-Darm-Trakt demonstrativ zur zweiten Runde und Sie müssen wieder zurück in den Ring. Wenn Sie diesem Ruf nicht folgen, können sich die Dinge ziemlich schnell und ganz schön übel entwickeln.

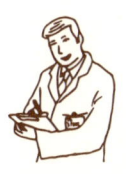

Dr. Stuhlgang meint: Wieder mal ein Beispiel, bei dem sich herausstellt, dass die Fortsetzung nicht so gut ist wie das Original. Dieser Stuhl ergibt sich oft in der Folge eines normalen physiologischen Prozesses, der MMC, migrierender motorischer Komplex, genannt wird. Der in Intervallen von 90 Minuten auftretende MMC ist eine kräftige, austreibende Bewegung des Dickdarms, mit der Kacke zügig stromabwärts geschoben wird (stellen Sie sich eine mächtige Welle vor, die auf die Küste prallt). Wenn eine dieser Wellen gerade dann das Rektum wieder auffüllt, nachdem Sie meinten, Ihren Toilettengang bereits abgeschlossen zu haben, bleibt Ihnen nichts anderes übrig, als auch den zweiten Schub rauszulassen. Sehen Sie es mal positiv – der Klodeckel ist wenigstens noch warm.

Ein dauerndes Gefühl, den Darm entleeren zu müssen – unter dem Begriff »Tenesmus« bekannt –, kann jedoch Anzeichen für eine ihm zugrunde liegende ernsthafte Erkrankung sein. Kommen dann noch Rektumschmerzen und Blutungen dazu, kann diese höchst unangenehme Empfindung der erste Hinweis auf eine Darmentzündung sein, in der Regel Folge einer *Colitis ulcerosa* oder von Morbus Crohn.

WELTPOLITISCHE FÜHRER UND IHR THRON

In den letzten Jahren des 17. Jahrhunderts hielt König Ludwig XIV. von Frankreich regelmäßig offizielle Zusammenkünfte ab, während er auf seinem geliebten »Thron« hockte. Ludwig, bekannt für seine absolute Befehlsgewalt, war, wenn er kacken musste, ein unbefangener Herrscher und erleichterte sich ungeniert in Gegenwart des Hofs und seines Dienstpersonals. Vielleicht hat ja Ludwigs Wohlfühlfaktor beim Scheißen dazu beigetragen, dass er den Rekord von 72 Jahren an der Macht schaffen konnte. Welcher aufmüpfige Machthaber könnte denn erfolgreich mit dem König verhandeln, wenn er sich stets vergegenwärtigen muss, jeden Moment Zeuge des nächsten Stuhlgangs Seiner Majestät zu werden?

300 Jahre später wurde diese Politik der offenen Tür beim Scheißen durch Geheimniskrämerei und Paranoia ersetzt. Auf einer Reise nach Wien ließ das Weiße Haus ein Extra-Präsidentenklo einfliegen, damit Präsident George W. Bushs Exkremente eingesammelt und sicher entsorgt werden konnten. Agenten des Secret Service sammeln die Präsidentenkacke ein, um zu verhindern, dass sich ausländische Geheimagenten Informationen über den Gesundheitszustand des obersten Befehlshabers beschaffen können. Regierungsbehörden wie die amerikanische CIA und der israelische Mossad haben sich dieser Methode bedient, um an aussagekräftige Informationen zum Gesundheitszustand von Staatschefs wie Michail Gorbatschow oder des früheren syrischen Präsidenten Hafiz al-Assad zu kommen.

DIE AUTOREN

Josh Richman lernte seinen Koautor kennen, als beide noch Studenten an der Brown University waren und ihre gemeinsame Faszination für die Unterschiedlichkeit von Stuhl sie zum Schreiben dieses Buchs zusammenbrachte. Josh hat einen Abschluss als Magister der Betriebswirtschaftslehre der Stanford University und lebt in der Gegend um die Bucht von San Francisco.

Anish Sheth, M.D., hat an der Brown University zum Doktor der Medizin promoviert und lehrt zurzeit Gastroenterologie an der medizinischen Fakultät der Yale University. Mit seiner Frau und seinem zweijährigen Sohn lebt er in Connecticut. Trotz seiner Zuneigung für Kacke ist Anish dafür bekannt, sich häufig zu verdrücken, sobald die Windel seines Sohns gewechselt werden muss.

Bibliografische Information der Deutschen Nationalbibliothek
Die Deutsche Nationalbibliothek verzeichnet diese Publikation in der
Deutschen Nationalbibliografie. Detaillierte bibliografische Daten sind
im Internet über http://dnb.d-nb.de abrufbar.

Für Fragen und Anregungen:
info@rivaverlag.de

1. Auflage 2017
© 2017 by riva Verlag, ein Imprint der Münchner Verlagsgruppe GmbH
Nymphenburger Straße 86
D-80636 München
Tel.: 089 651285-0
Fax: 089 652096

Die englische Originalausgabe erschien 2007 bei Chronicle Books unter dem
Titel *What's Your Poo Telling You?* © 2007 by Josh Richman and Dr. Anish Sheth.
© Illustrations by Peter Arkle. All rights reserved.

Umschlaggestaltung: Isabella Dorsch, in Anlehnung an die Originalausgabe
Umschlagabbildung: zizi_mentos/Shutterstock.com
Satz: inpunkt[w]o, Haiger (www.inpunktwo.de)
Druck: Graspo CZ, Tschechische Republik
Printed in the EU

ISBN Print 978-3-7423-0174-1
ISBN E-Book (PDF) 978-3-95971-637-6
ISBN E-Book (EPUB, Mobi) 978-3-95971-638-3

—— Weitere Informationen zum Verlag finden Sie unter ——

www.rivaverlag.de

Beachten Sie auch unsere weiteren Verlage unter
www.m-vg.de